Ce livre appartient à

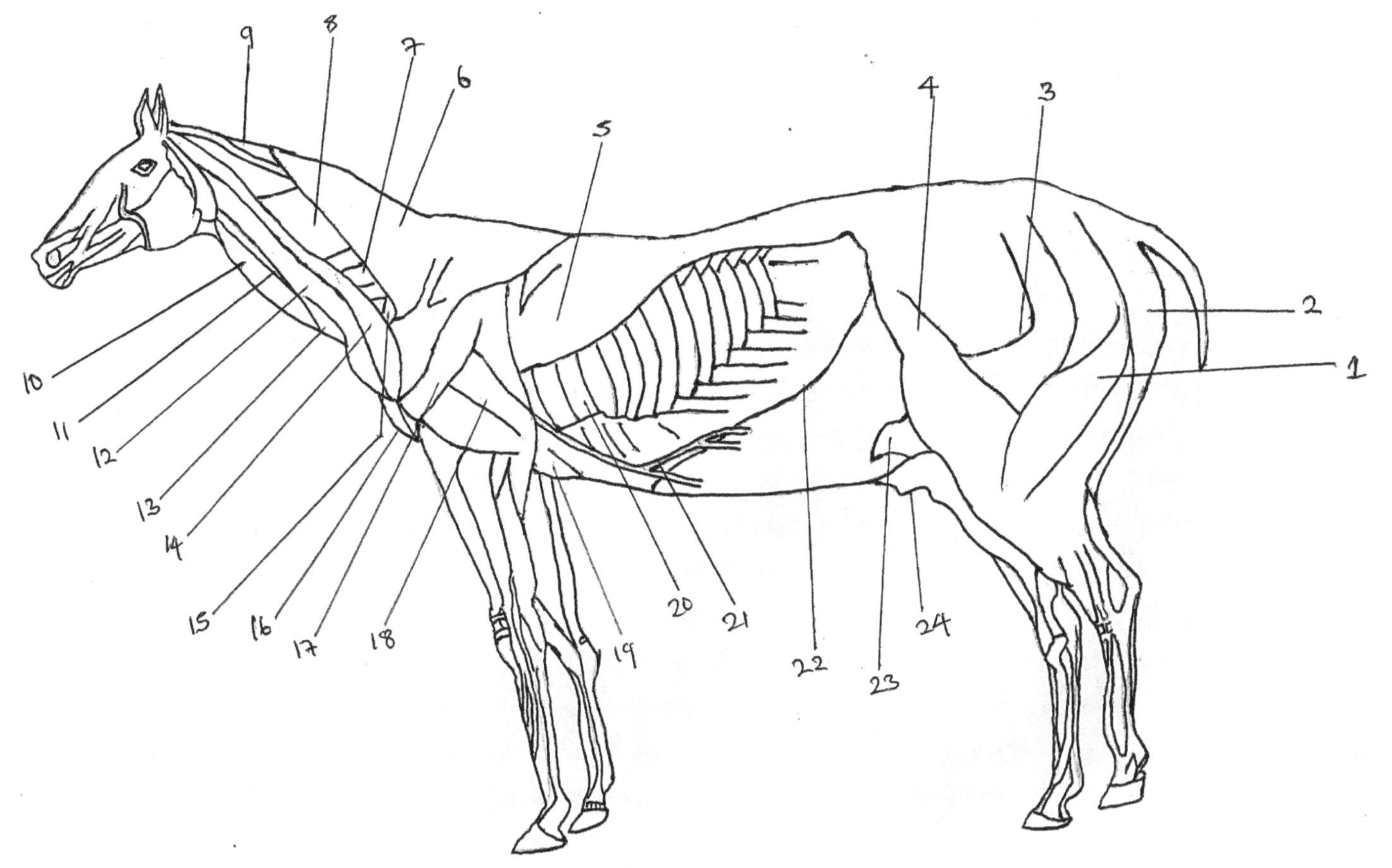

Muscles superficiels du cheval

1. Biceps
2. Semitendinosus
3. Gluteus superficialis
4. Tensor faciae lata
5. Latissimus dorsi
6. Trapèze
7. Serratus ventralis
8. Splerius
9. Rhombodies
10. Sternocephalicus
11. Veine jugulaire
12. chiocephadc
13. Cutané plus fort
14. Omotransversarius
15. Occipofrontalis
16. Teres vers le bas
17. Deltoïde
18. Triceps
19. Pectoralis ascendens
20. Serratus ventralis
21. Veine thoracique superficielle
22. Oblique abdominale externe
23. Moignon de tronc cutané formant flanc flanc
24. Gaine

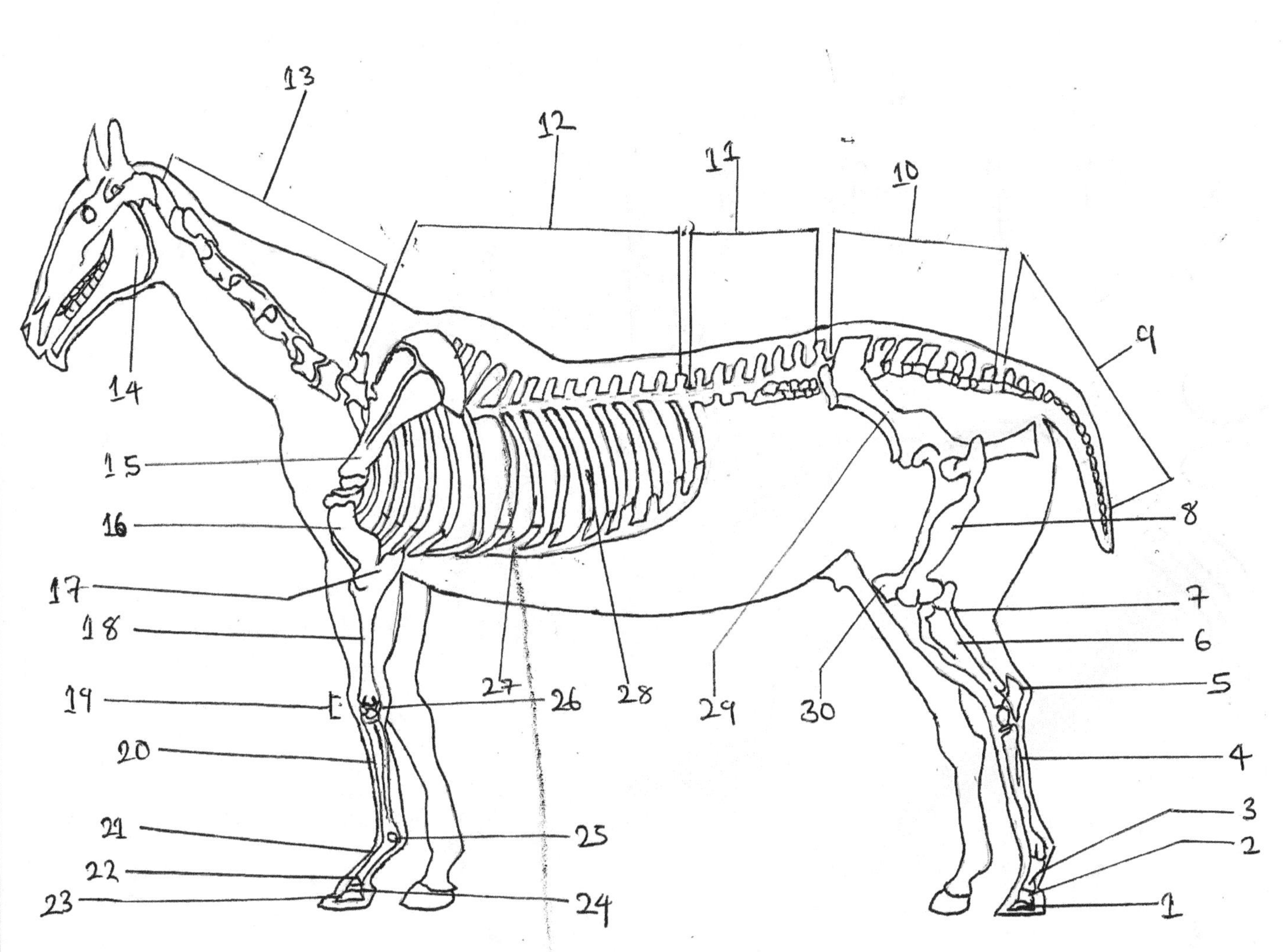

Le squelette du cheval

1. Phalange distale
2. Phalange moyenne
3. Phalange proximale
4. Métatarsien
5. Os tarse
6. Os du tibia
7. péroné
8. Fémur
9. Vertèbres coccygiennes
10. Sacrum
11. vertèbres lombaires
12. Vertèbres thoraciques
13. Vertèbres cervicales
14. Crâne
15. Omoplate
16. Humérus
17. Ulna
18. Rayon
19. Carpus
20. Métacarpe
21. Phalange proximale
22. Phalange moyenne
23. Phalange distale
24. Seasamoid distal
25. Seasamoid proximal
26. Os carpien accessoire
27. Sternum
28. Côte
29. Bassin
30. Rotule

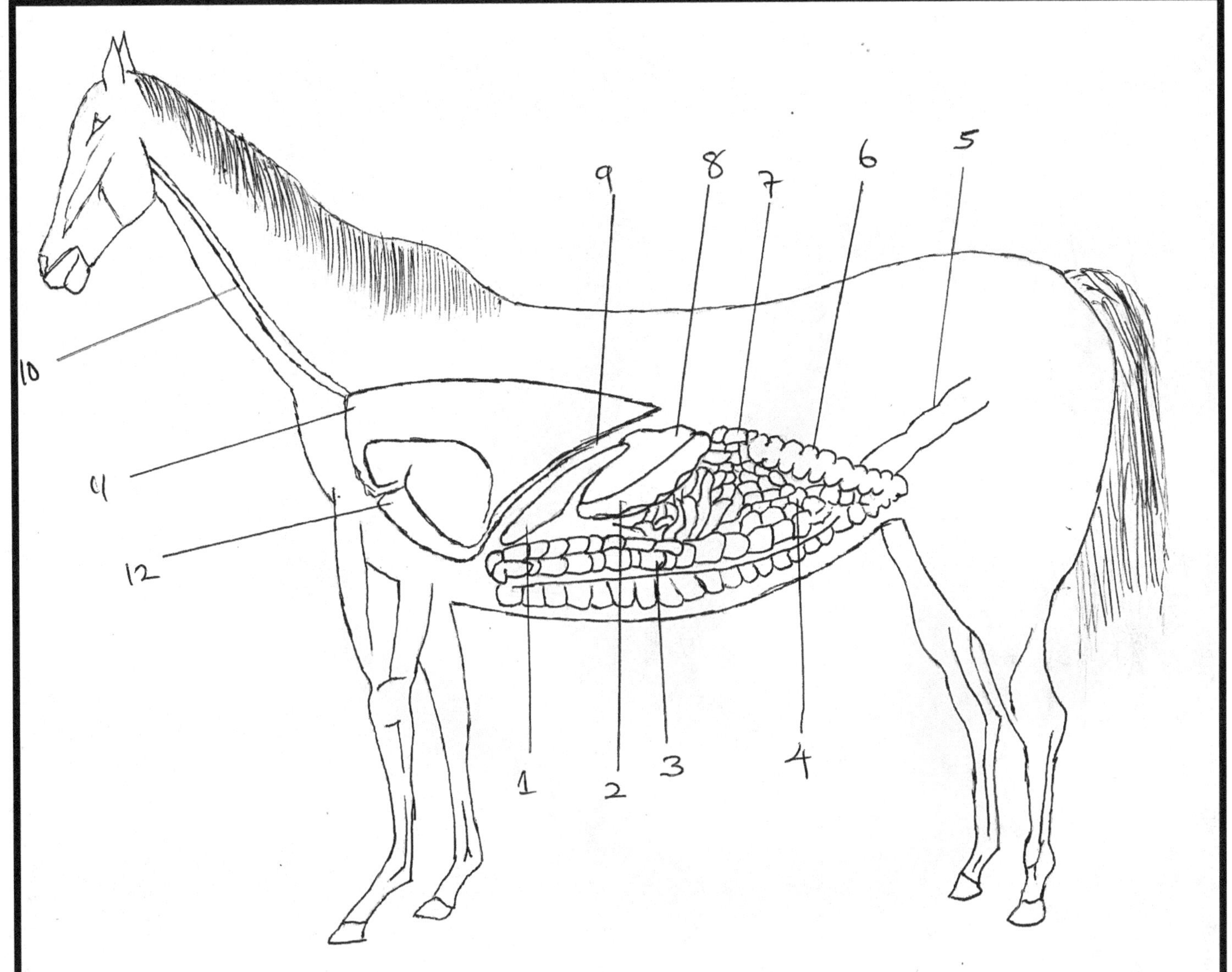

Vue latérale du tube digestif équin

1. Foie
2. Rate
3. Gros côlon
4. Intestin grêle
5. Rectum
6. Petit colon

7. Rein
8. Estomac
9. Diaphragme
10. Oesophage
11. Poumons
12. Coeur

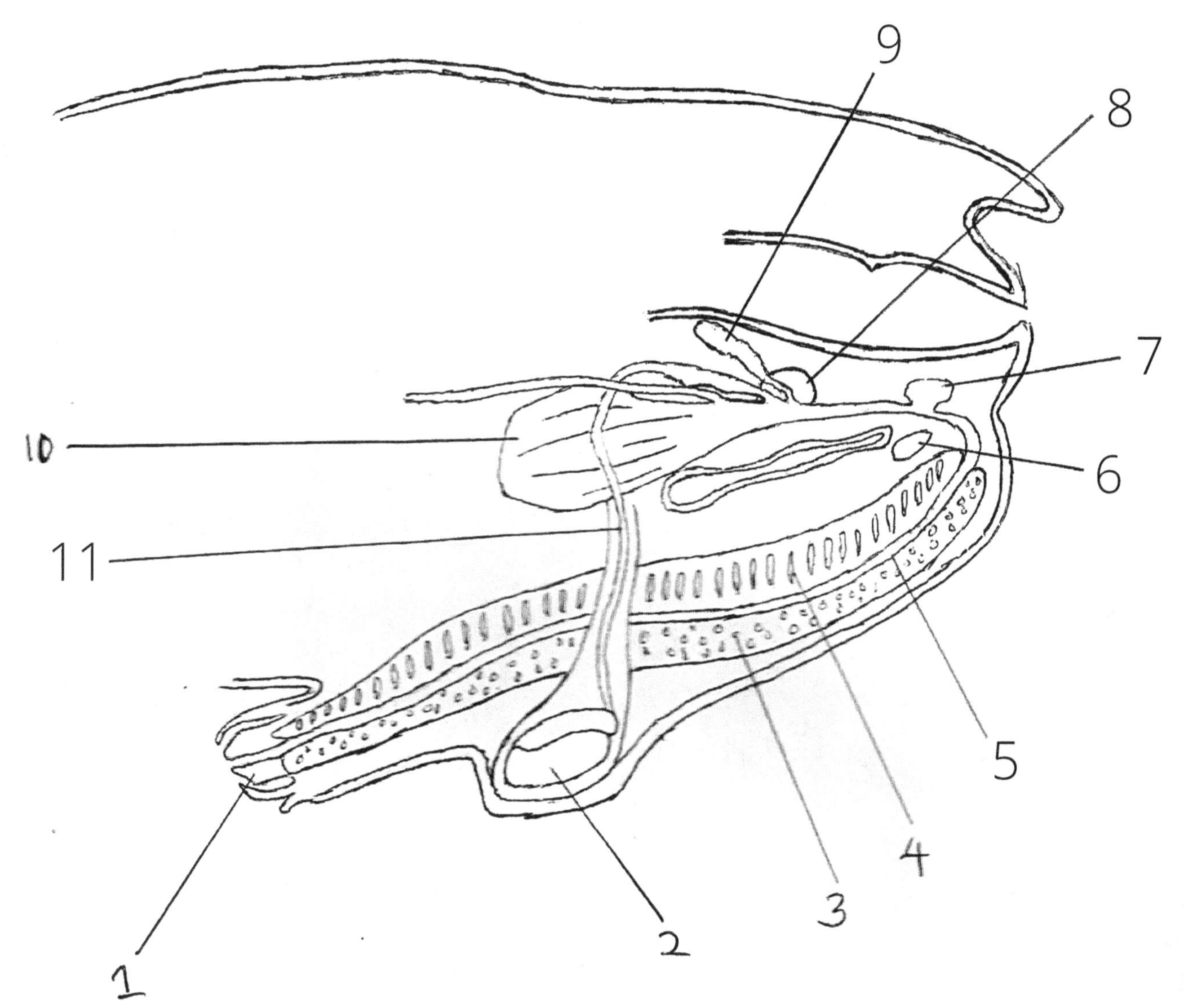

Organes reproducteurs d'un étalon

1. Glandes pénis
2. Testicule avec corps de pénis tunica vaginalis
3. Corps du pénis
4. Tissu érectile caverneux
5. Urethra

6. Crus
7. Glande bulbo-urétrale
8. Glande prostatique
9. Vésicule séminale
10. Vessie
11. Vas deferens

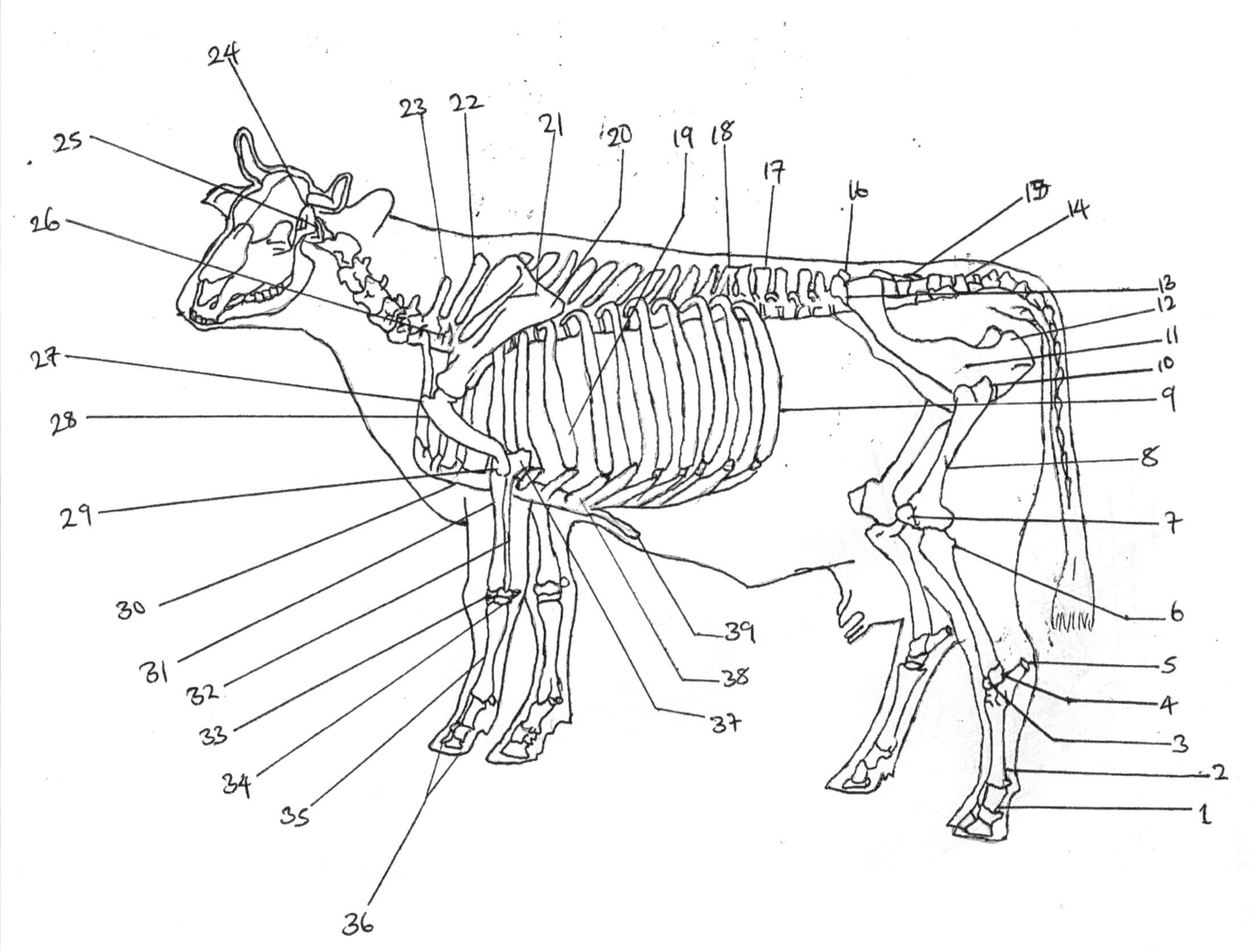

Squelette de la vache

1. Phalanges
2. Métatarse
3. Tarse
4. Extrémité distale du péroné
5. Tuber calcis
6. Tibia
7. Rotule
8. Fémur
9. Dernière côte
10. Trochanter major
11. Ilium
12. Tuber ishii
13. Tuber coxae
14. Première vertèbre coccygienne
15. Sacrum
16. Dernière vertèbre lombaire
17. Première vertèbre lombaire
18. Douzième vertèbre thoracique
19. Sixième côte
20. Omoplate
21. Épine de l'omoplate
22. Première vertèbre thoracique
23. Septième vertèbre cervicale
24. Atlas
25. Aile de l'atlas
26. Acromion
27. Tubérosité latérale de l'humérus
28. Tubérosité deltoïde
29. Condyle latéral de l'humérus
30. Sternum
31. Rayon
32. Ulna
33. Carpus
34. Os carpiens accessoires
35. Métacarpe
36. Phalanges
37. Olécrane
38. Sixième cartilage costal
39. Cartilage Xiphiod

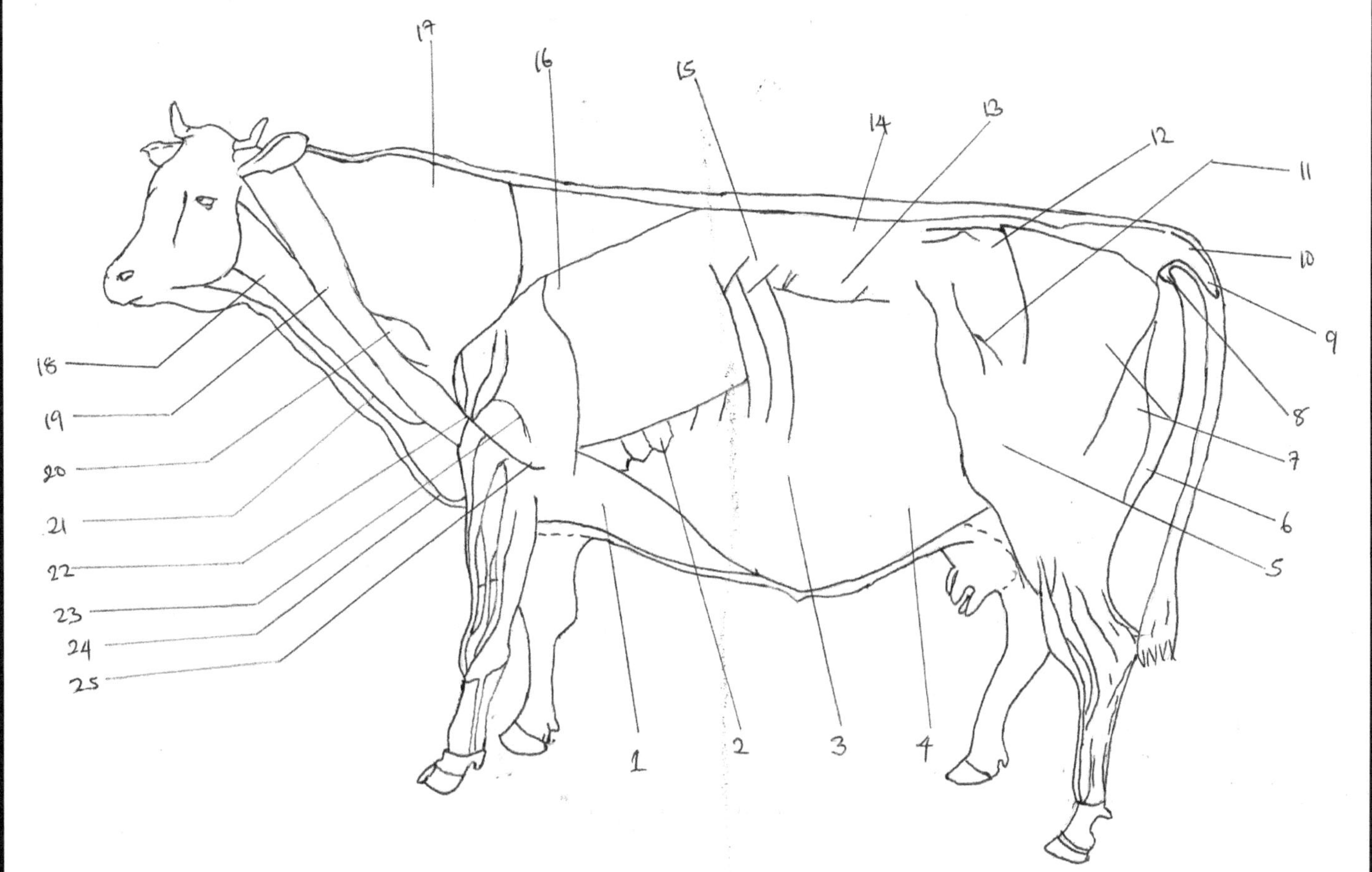

Muscles superficiels du bœuf

1. Pectoral profond

2. Tibialis Calleja

3. Le muscle oblique externe

4. Aponévrose du muscle abdominal oblique

5. Fascia lata

6. Semitendinosus

7. Biceps fémoral

8. Coccggeus

9. sacrosancti ccygeus

10. ccygeus latéral sacrosancti

11. Bandes larges tendues

12. Le moyen fessier

13. muscle oblique

14. fascia lombo-dorsal

15. Serratus dorsalis

16. Latissimus dorsi

17. Trapèze

18. Brachiocephalicus cleido-mastoideus

19. Brachiocephalicus cleido-occipitalis

20. Omo-transversarius

21. Sterno-cephalicus

22. Deltoïde

23. Longue tête de triceps

24. Pectoral superficiel

25. Tête latérale du triceps

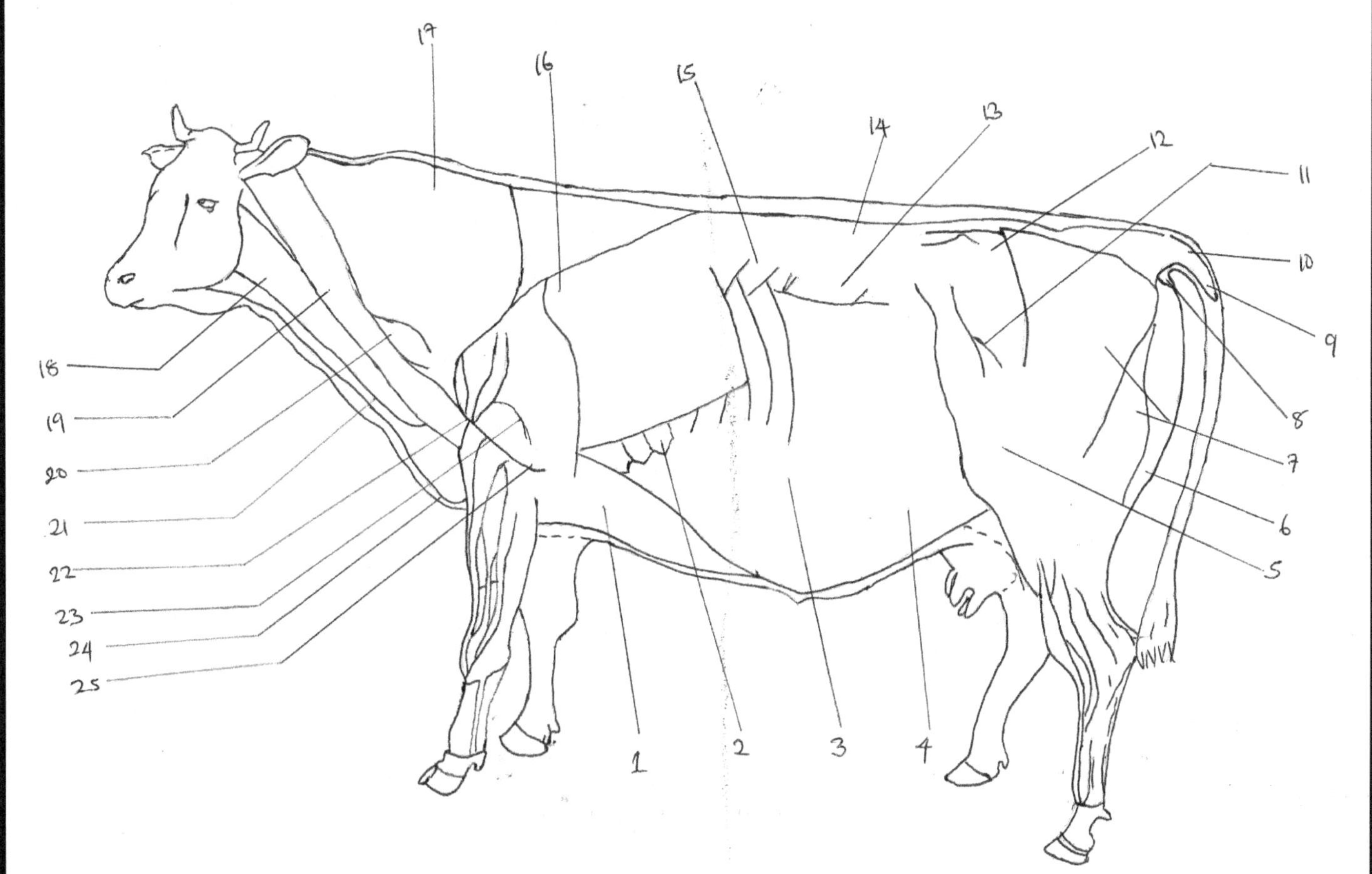

Muscles superficiels du bœuf

1. Pectoral profond
2. Tibialis Calleja
3. Le muscle oblique externe
4. Aponévrose du muscle abdominal oblique
5. Fascia lata
6. Semitendinosus
7. Biceps fémoral
8. Coccggeus
9. sacrosancti ccygeus
10. ccygeus latéral sacrosancti
11. Bandes larges tendues
12. Le moyen fessier
13. muscle oblique
14. fascia lombo-dorsal
15. Serratus dorsalis
16. Latissimus dorsi
17. Trapèze
18. Brachiocephalicus cleido-mastoideus
19. Brachiocephalicus cleido-occipitalis
20. Omo-transversarius
21. Sterno-cephalicus
22. Deltoïde
23. Longue tête de triceps
24. Pectoral superficiel
25. Tête latérale du triceps

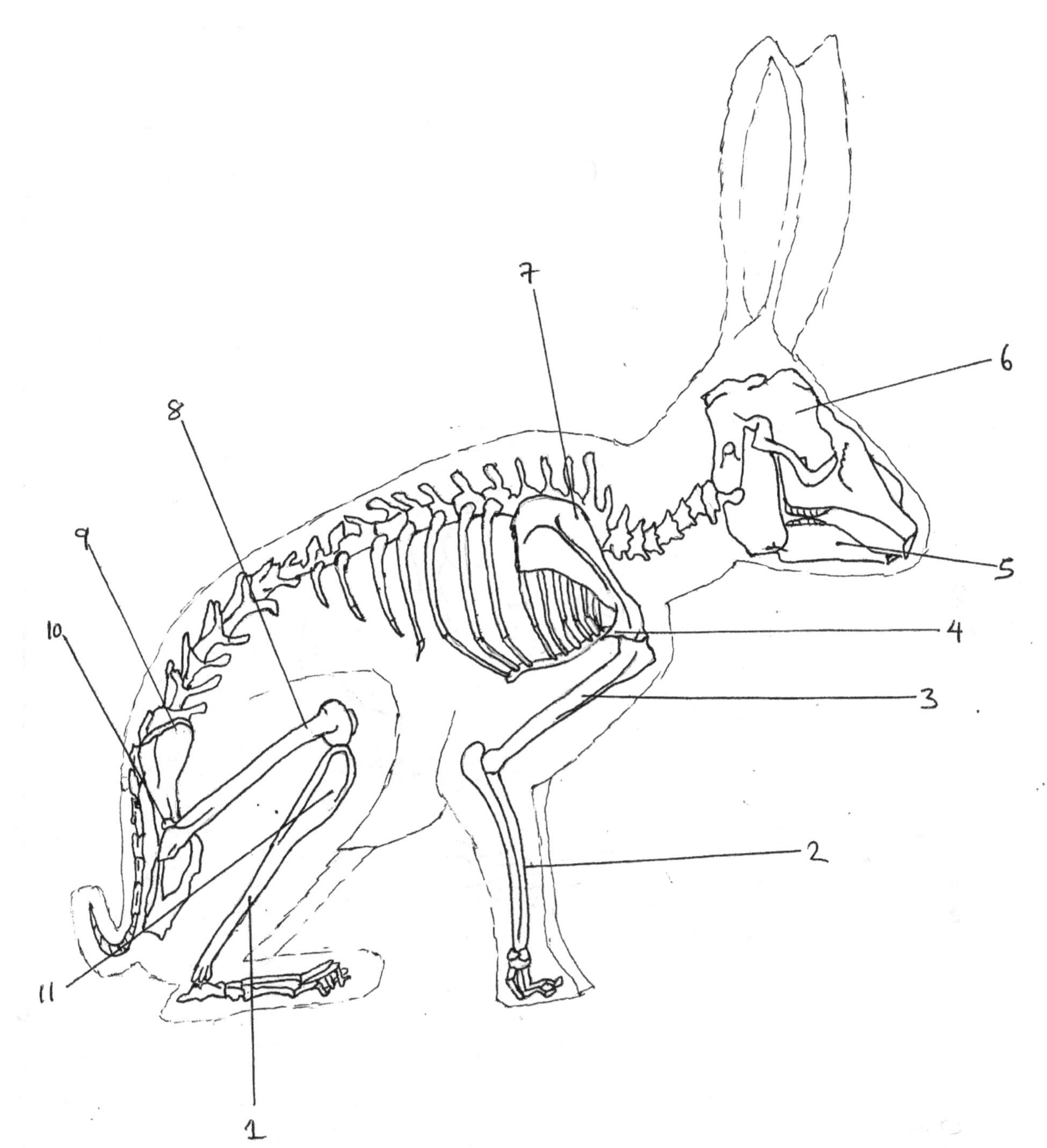

Squelette du lapin (montrant des traits masculins)

1. péroné et tibia fusionnés
2. Rayon et cubitus fusionnés
3. Humérus
4. Processus de surhumation
5. Mandibule
6. Crâne
7. Omoplate triangulaire
8. Fémur
9. ème bassin
10. Acétabulum
11. péroné court fusionné au tibia

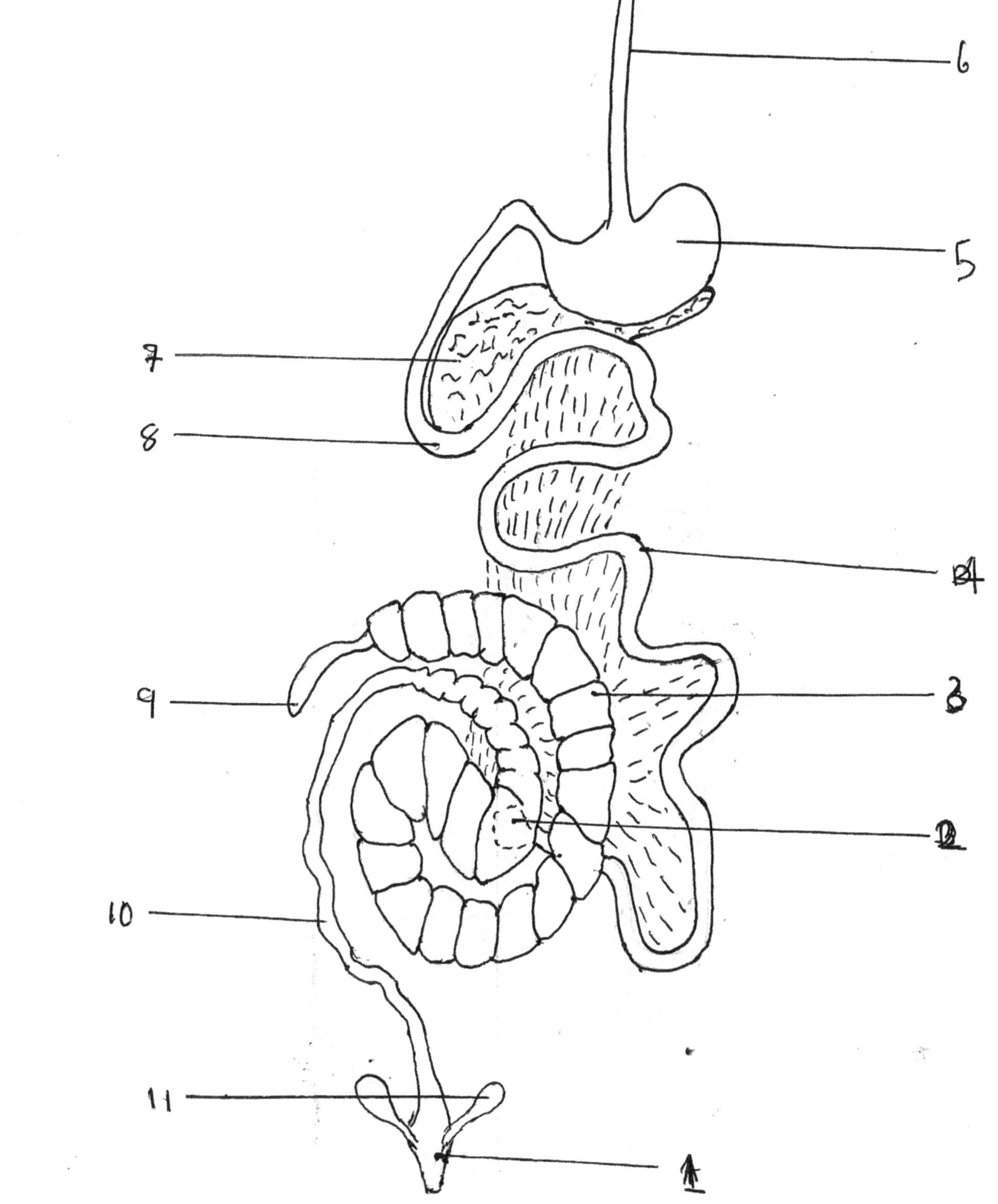

Système digestif d'un lapin

1. Évaluation
2. sac rond
3. aveugle
4. jéjunum et iléon
5. Estomac 6. Oesophage

7. Pancréas
8. Duodénum
9. Annexe
10. Colon
11. Glandes anales

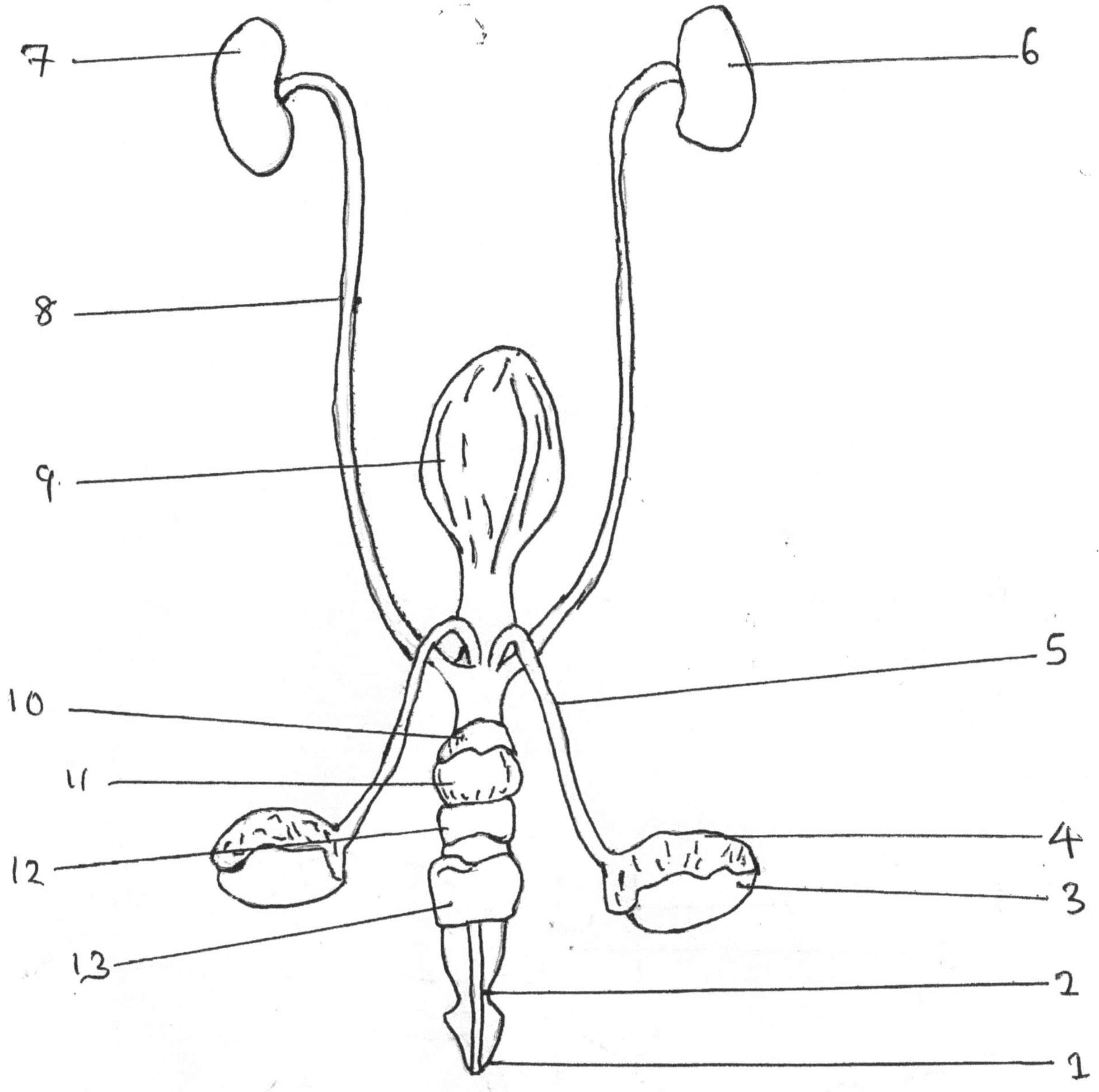

Système urogénital du lapin mâle

1. Glans pénis
2. Urethra
3. Testicule
4. Épiddymis
5. Ductus deferens
6. Rein gauche
7. Rein droit

8. Uretère
9. Vessie
10. Vésicule séminale
11. Glande vésiculaire
12. Glande prostatique
13. Glande bulbo-
urétrale

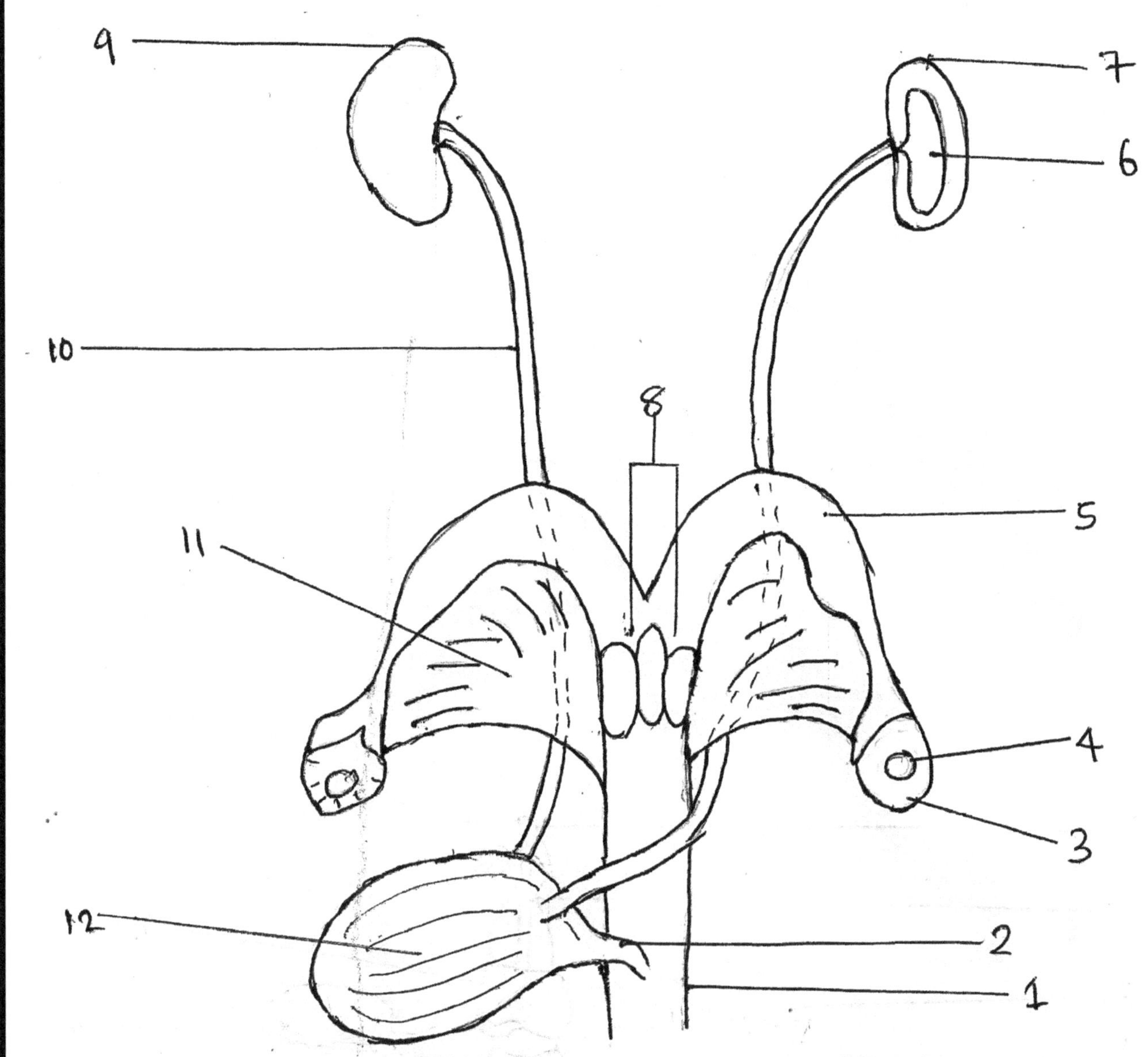

Système urogénital d'une lapine

1. Vagin
2. Urethra
3. Corps gras ovarien
4. Ovaire
5. Corne utérine
6. Papille rénale unique
7. Rein gauche
8. Cervices
9. Rein droit
10. Uretère
11. Mésomètre
12. Vessie

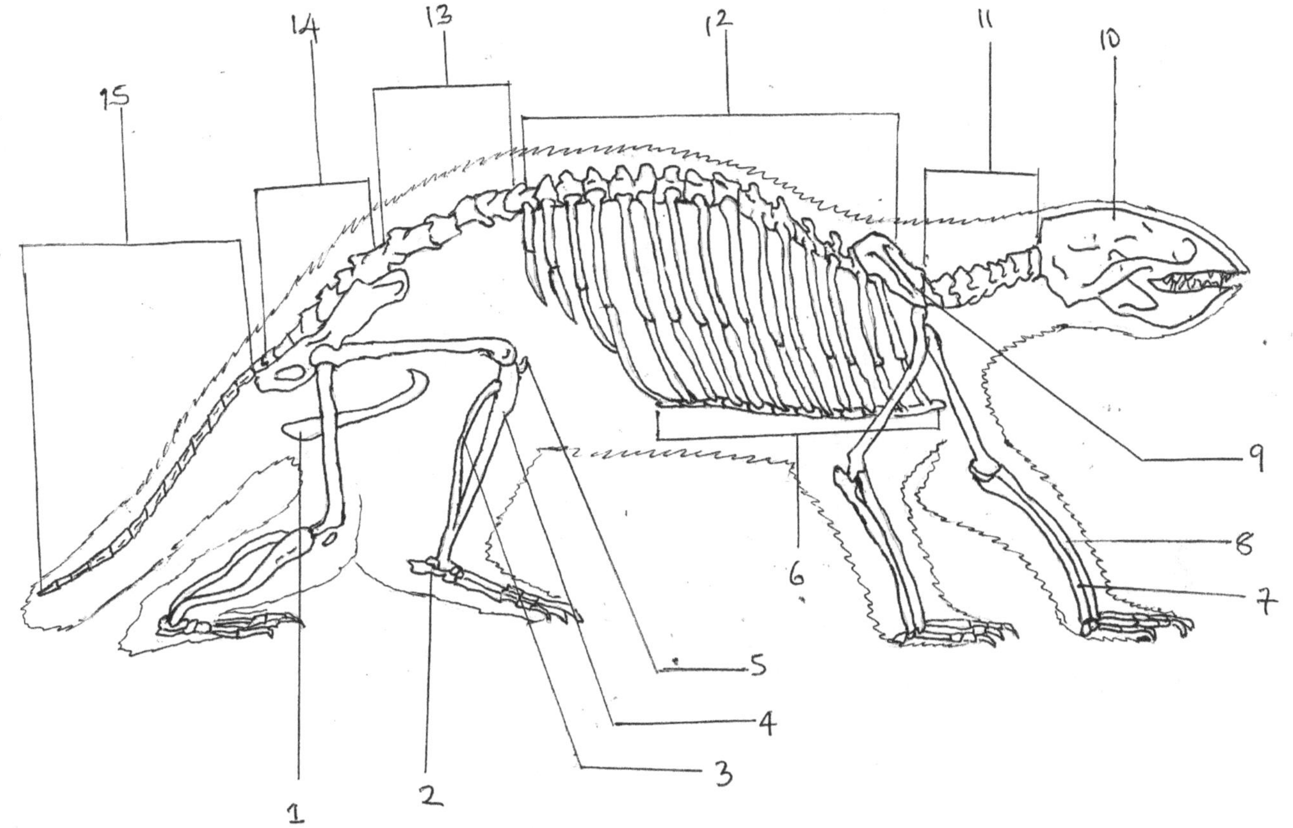

Le squelette du furet

1. pénis os en forme de J
2. Jarret
3. péroné
4. Tibia
5. Rotule
6. Sternum
7. Ulna
8. Rayon
9. Omoplate
10. Crâne

11. Vertèbres cervicales
12. Vertèbres thoraciques
13. Vertèbres lombaires
14. Sacrum
15. Vertèbres coccygiennes

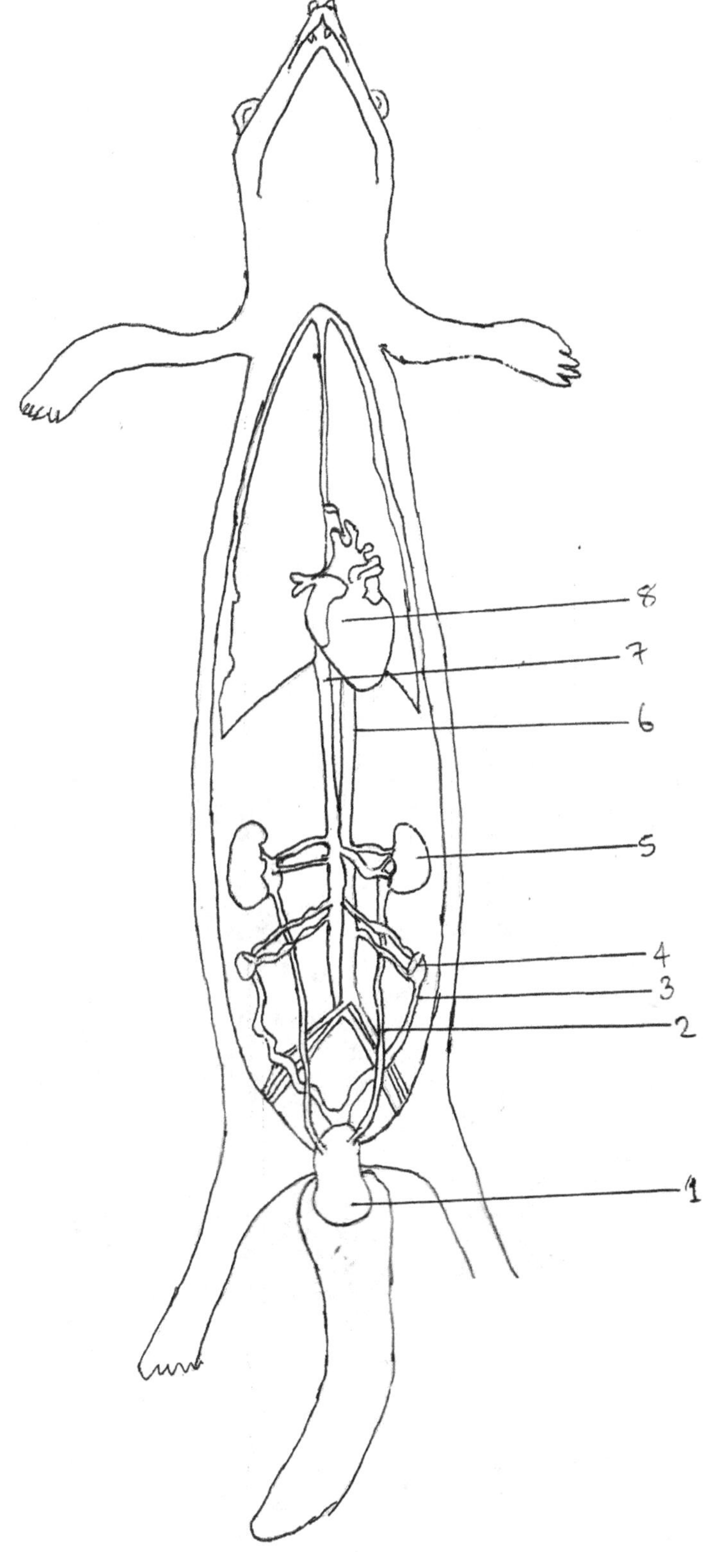

Anatomie interne d'un système digestif de furet femelle

1. vessie
2. Uretère
3. Utérus
4. Ovaire

5. Rein gauche
6. Aorte
7. Veine cave caudale
8. Cœur

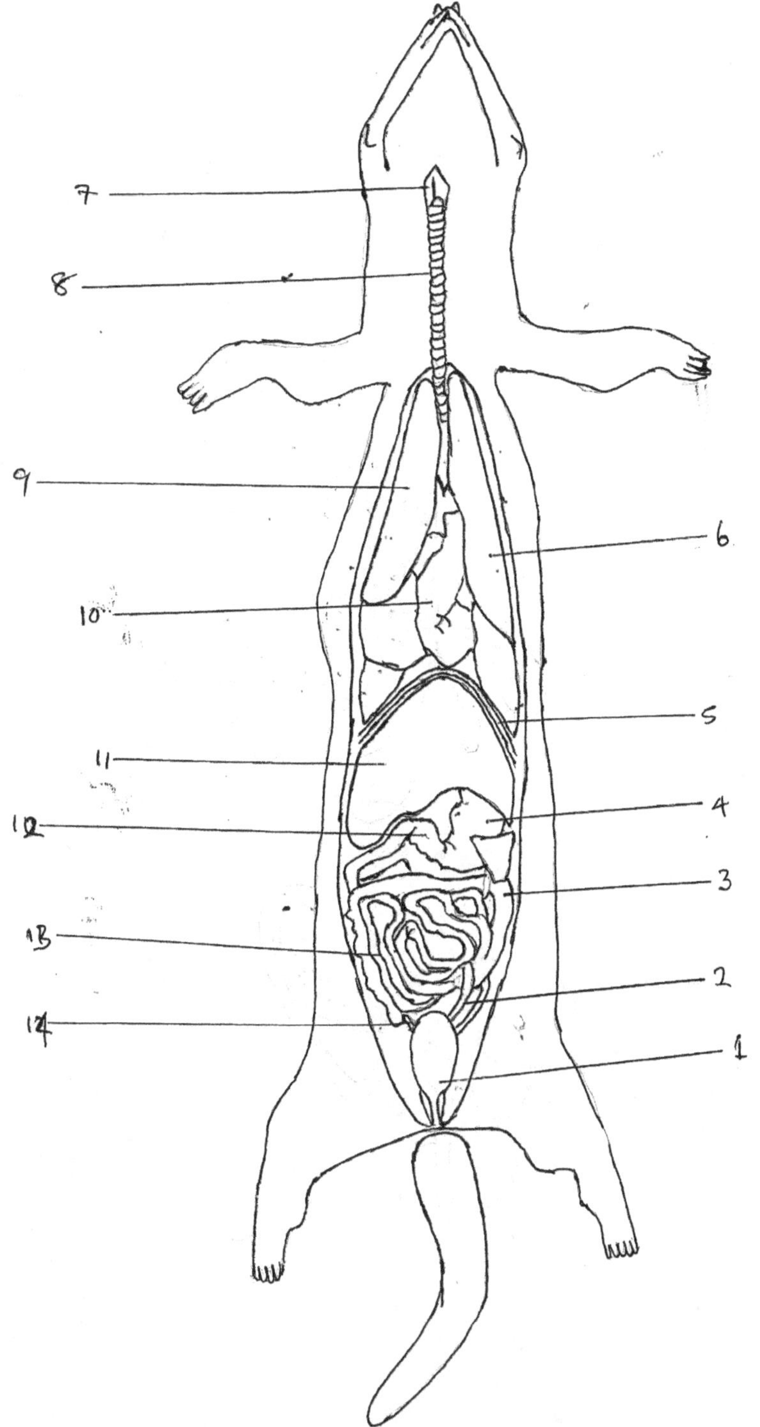

Anatomie interne du furet femelle

1. vessie

2. Utérus

3. Colon

4. Estomac

5. Diaphragme

6. Poumon gauche

7. Larynx

8. Trachée

9. Poumon droit

10. Cœur

11. Foie

12. Duodénum

13. Jejunoileum

14. Uretère

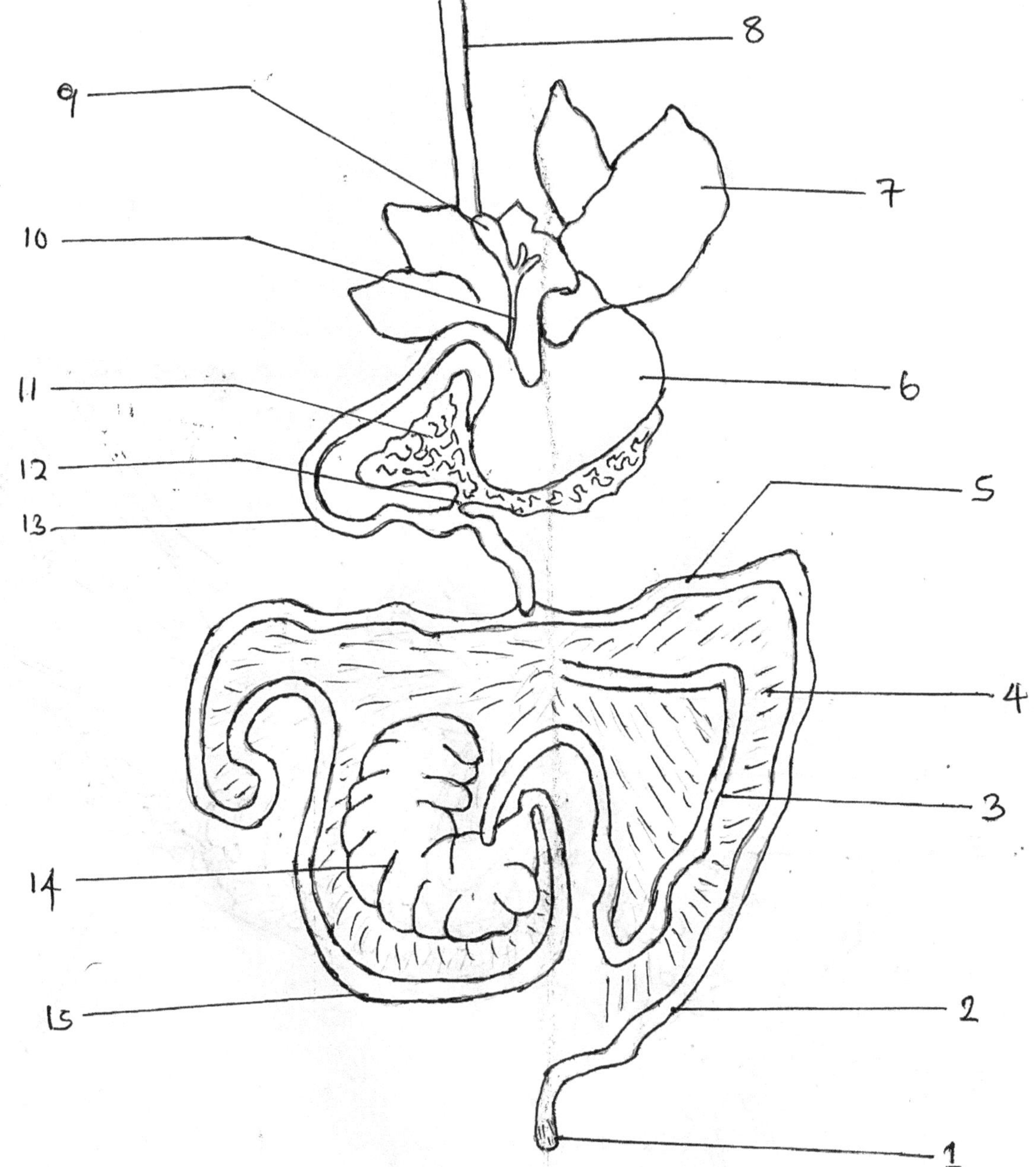

Système digestif du cobaye

1. Rectum
2. Deux-points décroissants
3. Intestin grêle
4. Mesenterie
5. Côlon transverse
6. Estomac
7. Foie
8. Oesophage
9. Vésicule biliaire
10. Canal biliaire
11. Pancréas
12. Canal pancréatique
13. Duodénum
14. Caecum
15. Côlon ascendant

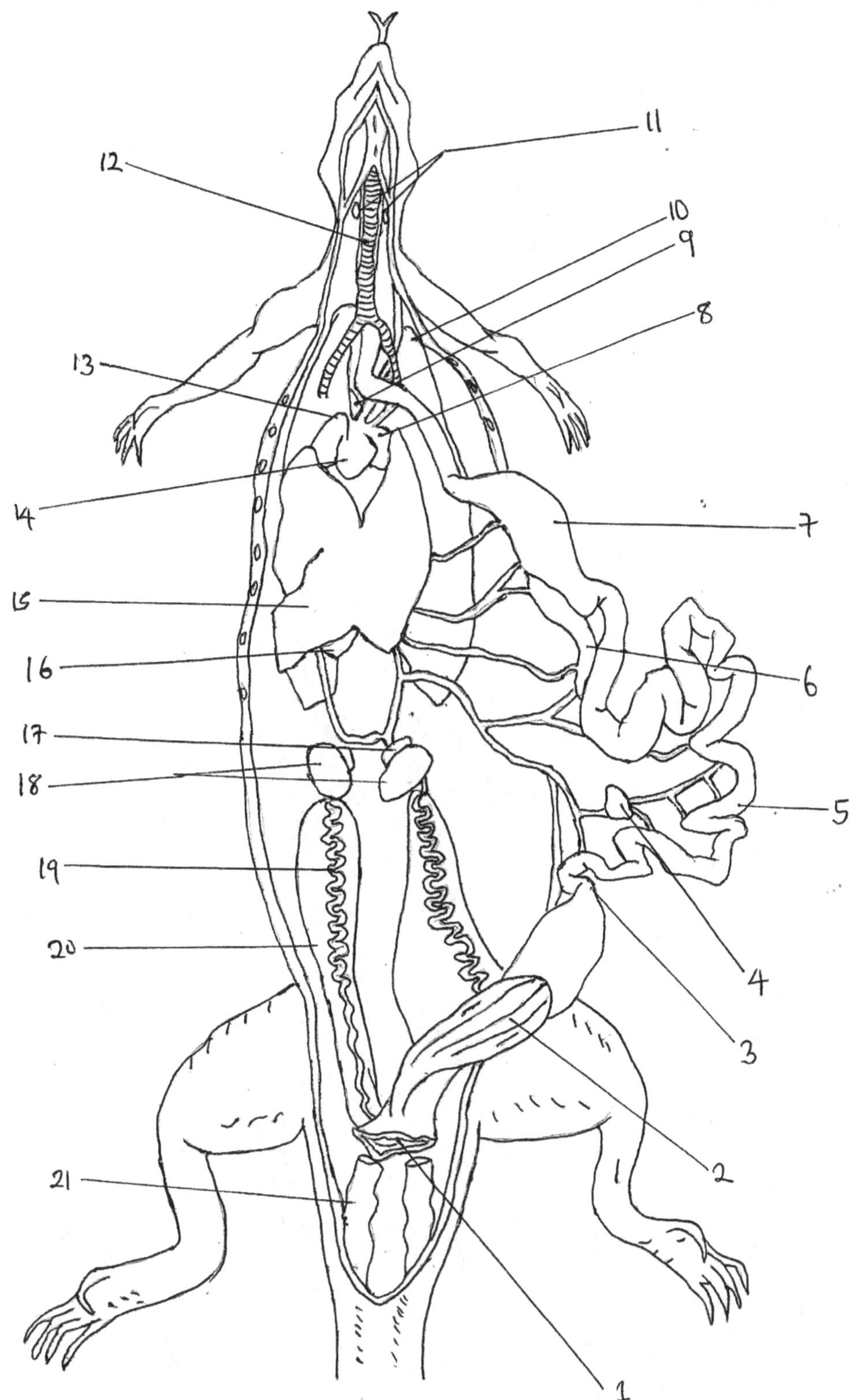

Anatomie interne d'un lézard

1. Évent cloacal
2. vessie
3. Colon
4. Rate
5. Intestin grêle
6. Pancréas
7. Estomac
8. Oreillette gauche
9. Thyroïde
10. Poumon gauche
11. Parathyroïde
12. Trachée
13. Oreillette droite
14. Ventricule
15. Foie
16. Vésicule biliaire
17. Glandes surrénales
18. Testes
19. Ductus deferens
20. Rein
21. Sac hémipénis

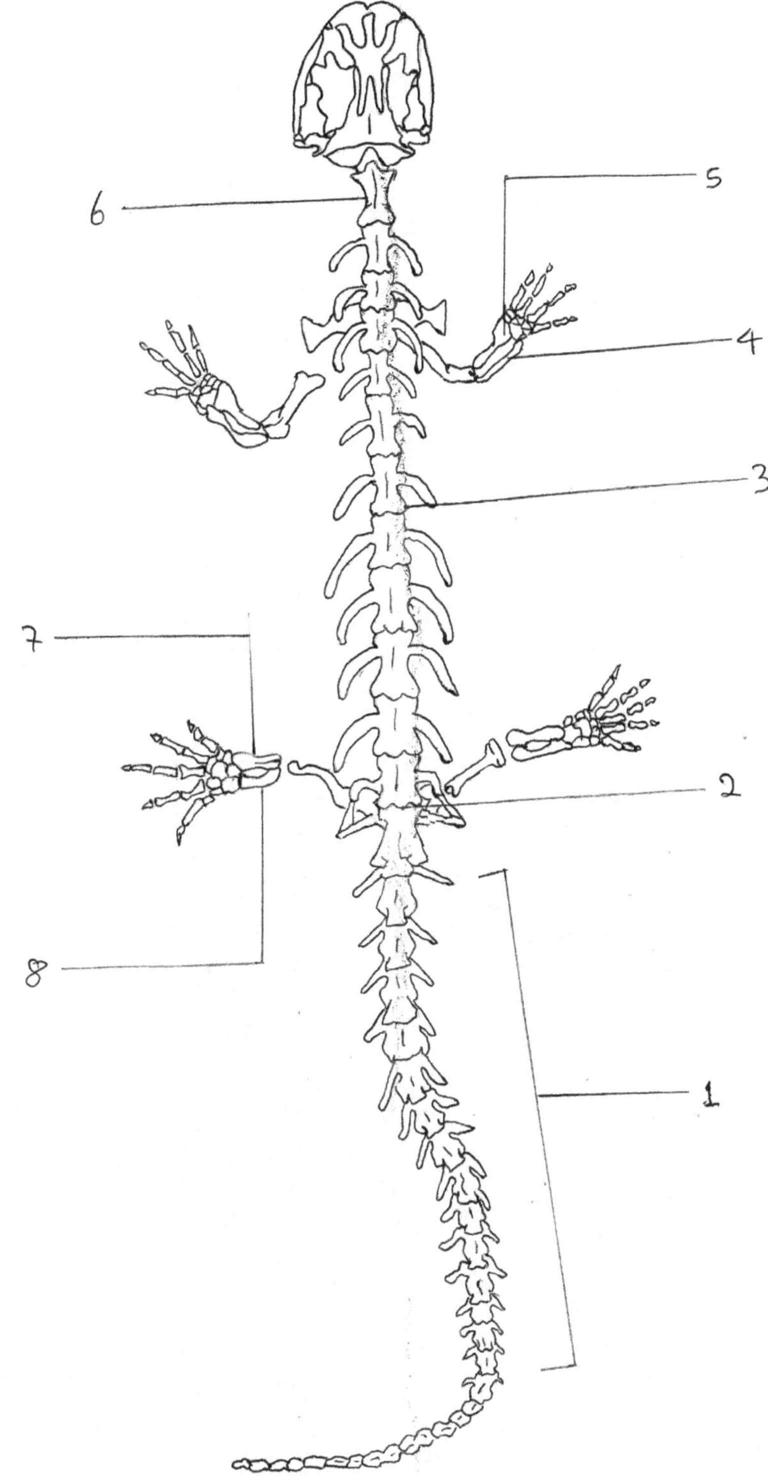

Squelette d'un lézard

1. Vertèbres caudales
2. Sacrum
3. Vertèbres thoraco-lombaires
4. Ulna
5. Rayon
6. Vertèbres cervicales
7. Tibia
8. péroné

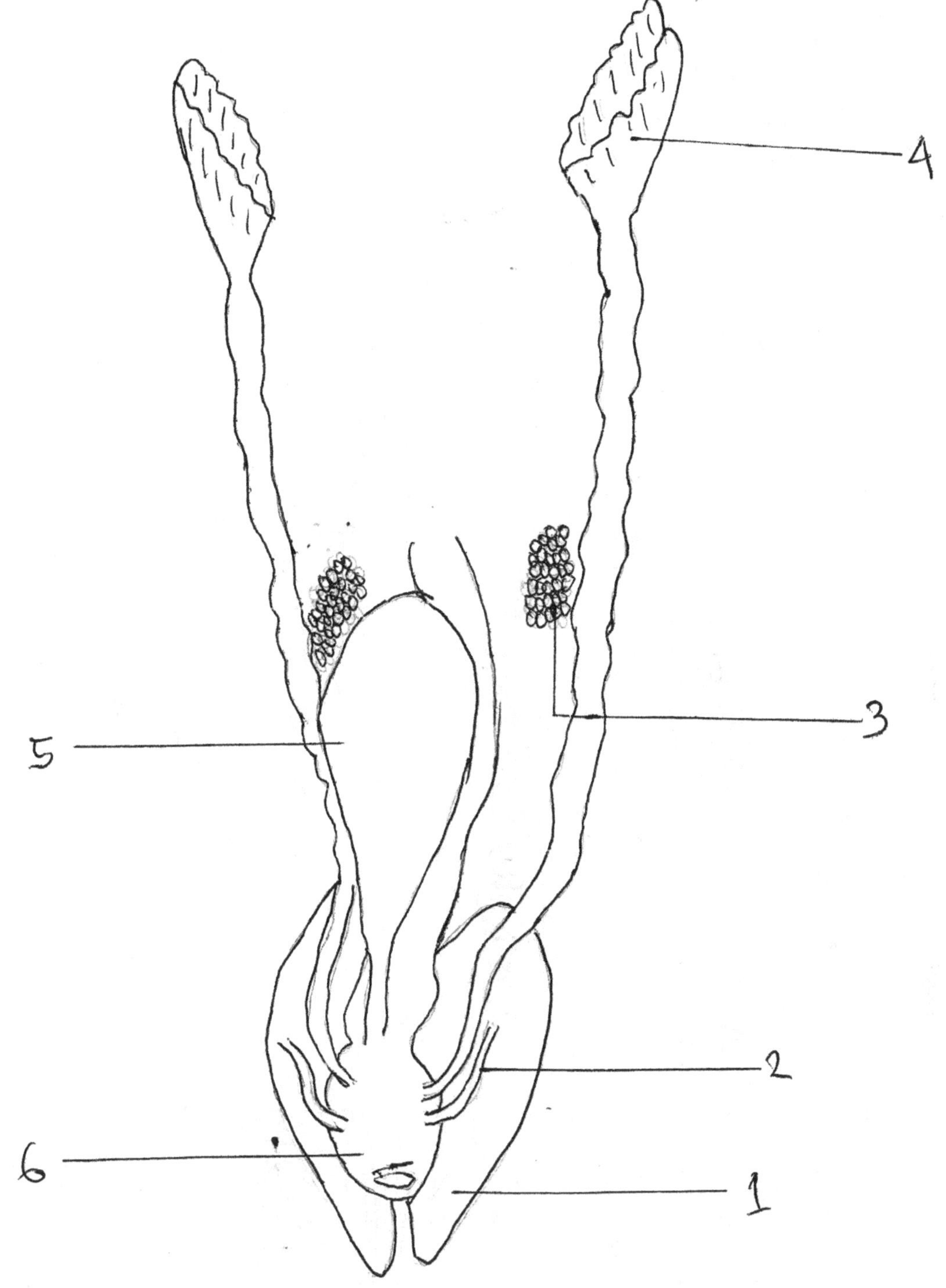

Système urogénital de lézard femelle

1. Rein
2. Uretère
3. Ovaire
4. Oviducte
5. vessie
6. Cloaca

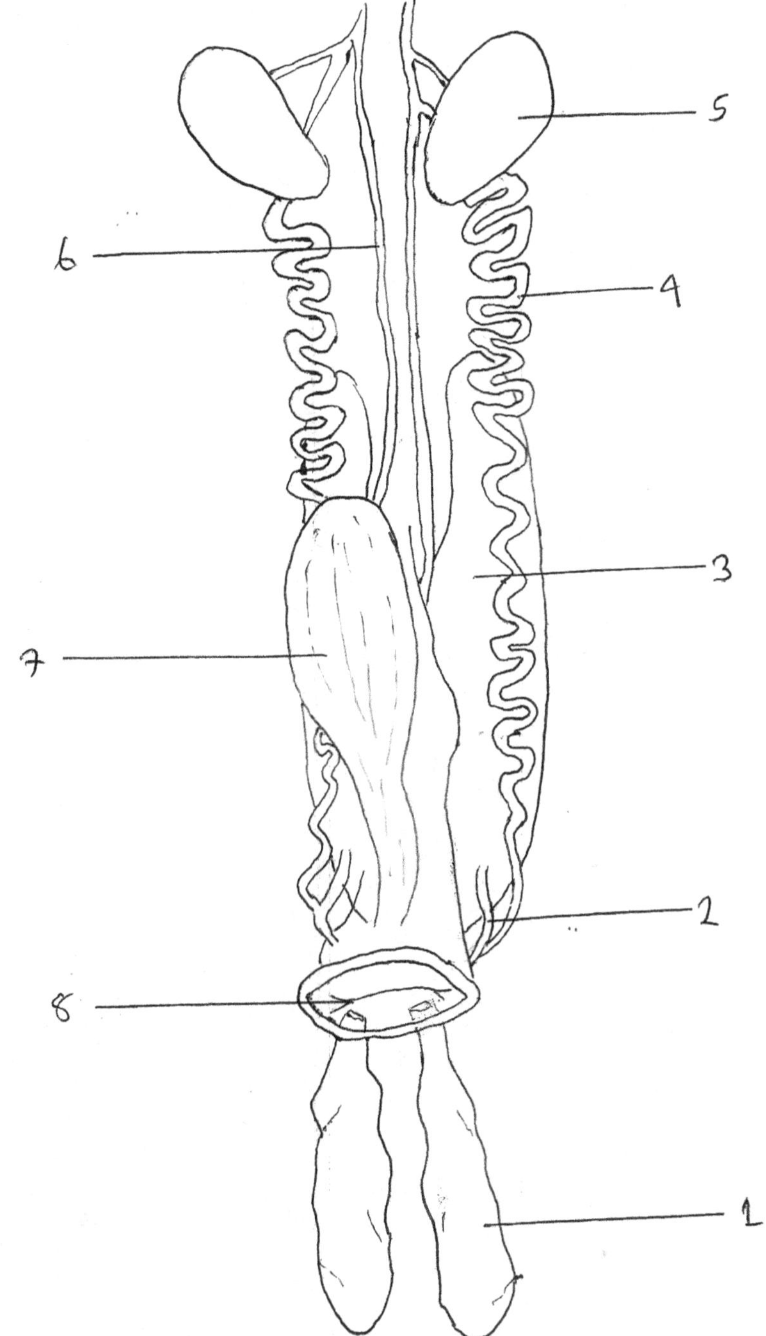

Système urogénital d'un lézard mâle

1. Hémipénis
2. Uretère
3. Rein
4. Canal spermatique
5. Testis
6. Veine rénale efférente droite
7. Vessie urinaire
8. Cloaca

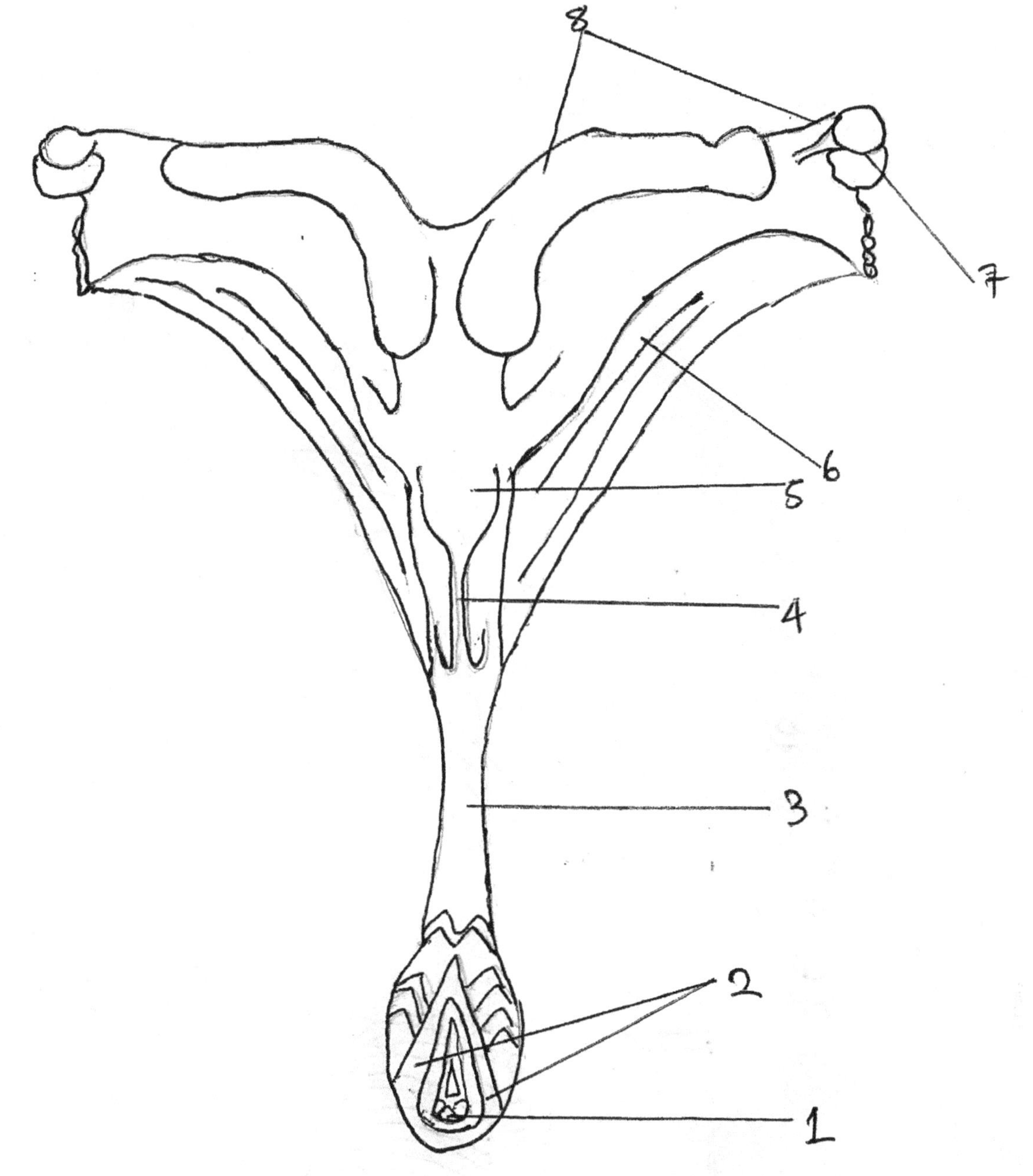

Vue dorsale de l'organe reproducteur d'une jument

1. Clitoris
2. lèvres vulvaires
3. Vagin
4. Corps utérin
5. Corps utérin
6. Mésomètre
7. Ovaire droit
8. Corne utérine

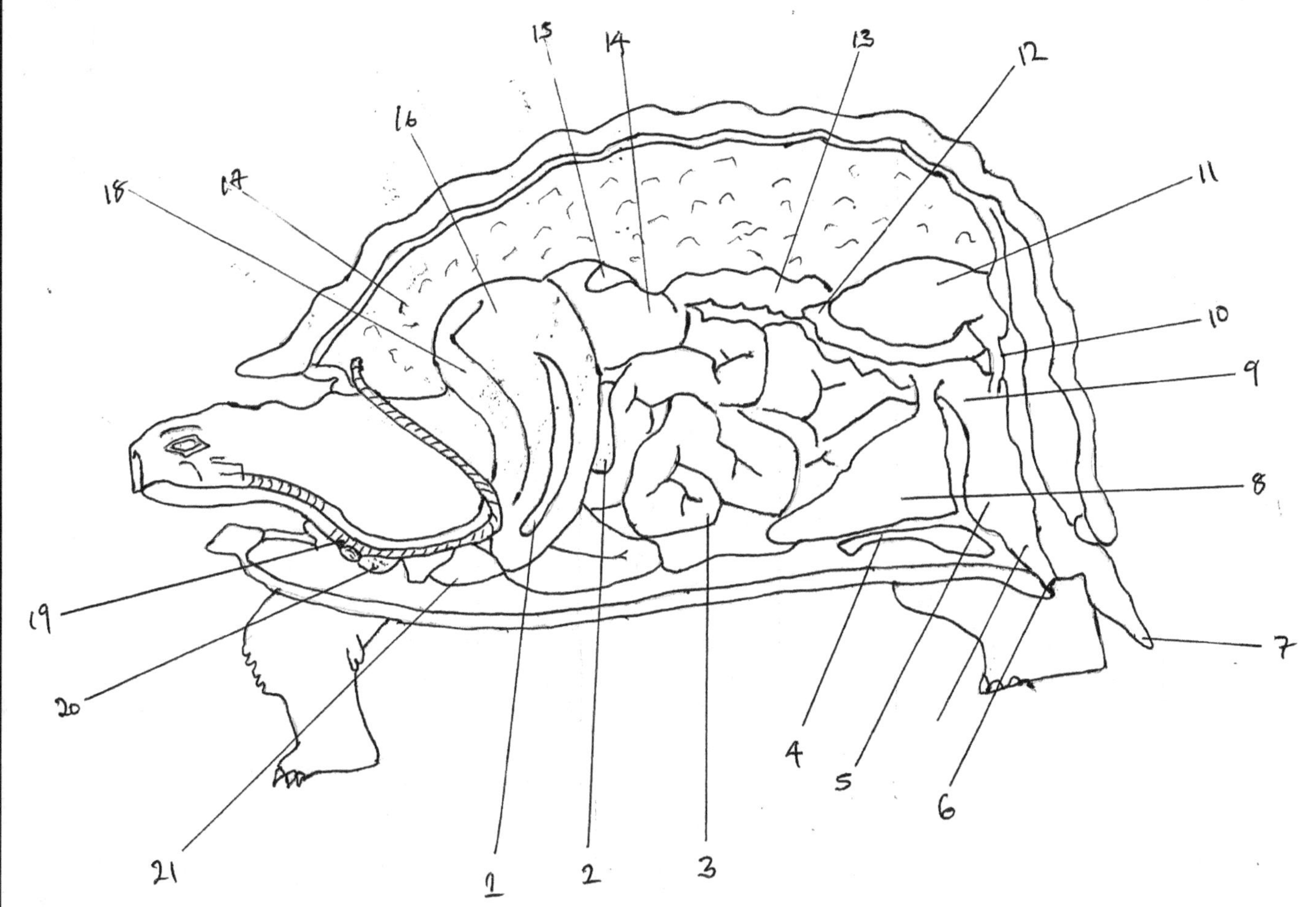

Anatomie interne de la tortue

1. Pancréas
2. Rate
3. Intestin grêle
4. Bassin
5. Urodeum
6. Évent
7. Queue
8. Vessie urinaire
9. Coprodeum
10. Uretère
11. Rein
12. Testes
13. Colon
14. Foie
15. Vésicule biliaire
16. Estomac
17. Poumons
18. Oesophage
19. Trachée
20. Thyroïde
21. Cœur

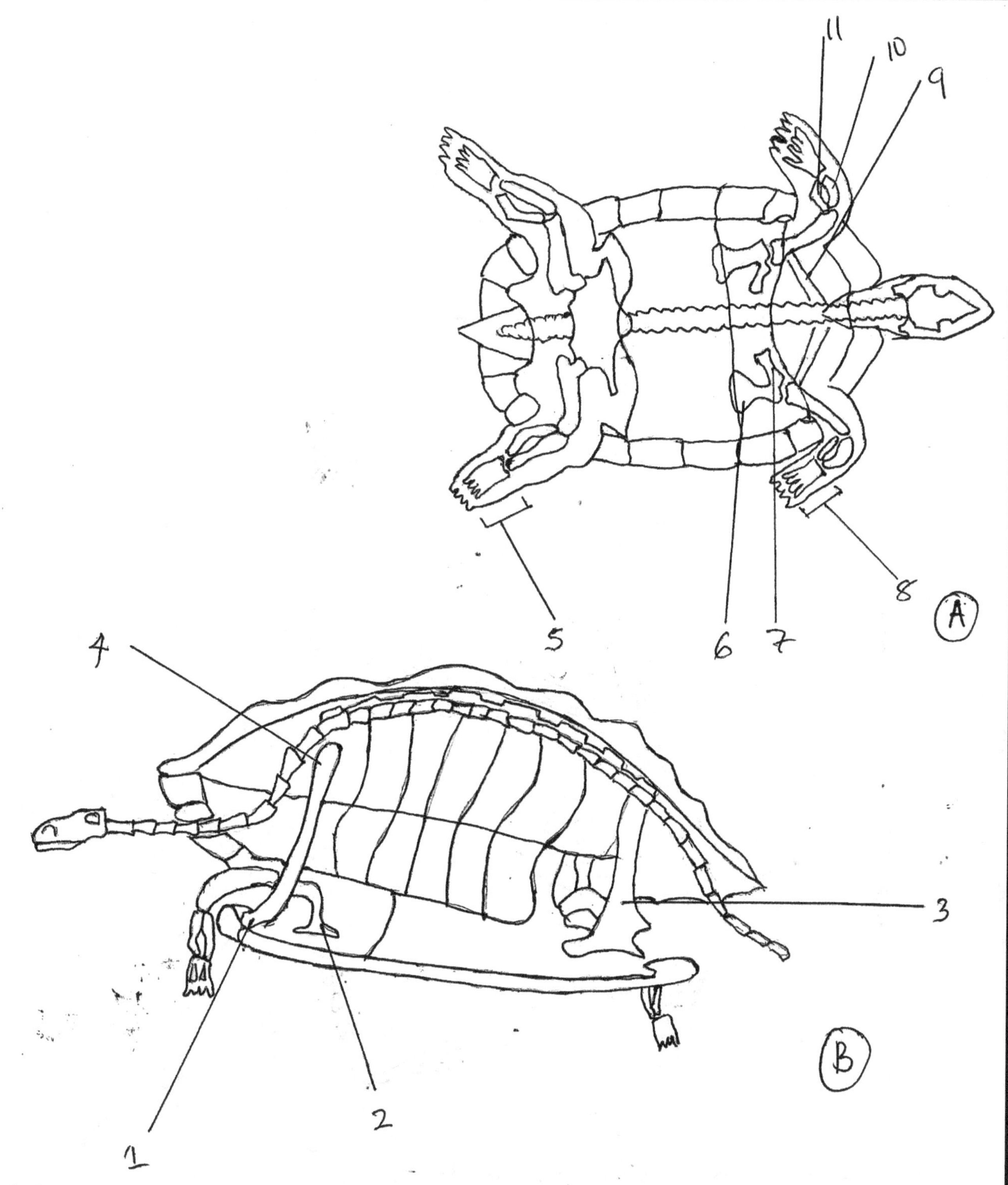

(A) Vue ventrale du squelette de la tortue (B) Vue latérale gauche du squelette de la tortue

1. Acromion
2. Processus corocoïde
3. Ilium
4. Omoplate
5. Tarse, métatarses, phalanges
6. Processus coracoïde
7. Processus Acromion
8. Carpales, métacarpes, phalanges
9. Omoplate
10. Ulna
11. Rayon

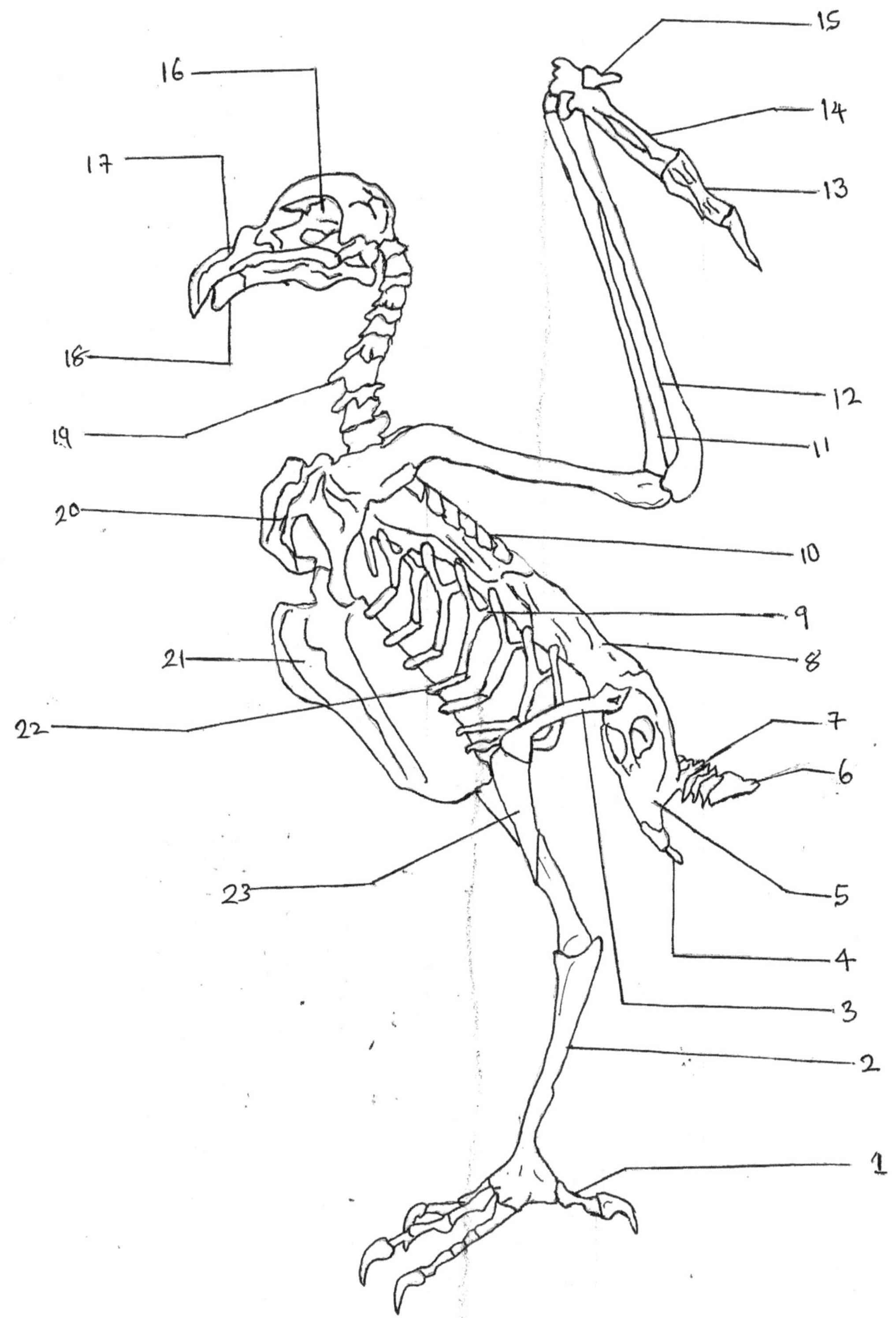

Squelette d'un oiseau typique (faucon)

1. Hallux
2. Tarsométatarses
3. Fémur
4. Pubis
5. Ischium
6. Pygostyle
7. Vertèbres coccygiennes
8. Synascrum

9. Processus unicinate
10. Vertèbres thoraciques
11. Ulna
12. Rayon
13. Deuxième chiffre
14. Métacarpien majeur
15. Alula (premier digii)
16. Orbite

17. Mandibule supérieure
18. Bas uy
19. Vertèbres cervicales
20. Coracoïde
21. Sternum
22. Côte complète
23. Tibiotarsus

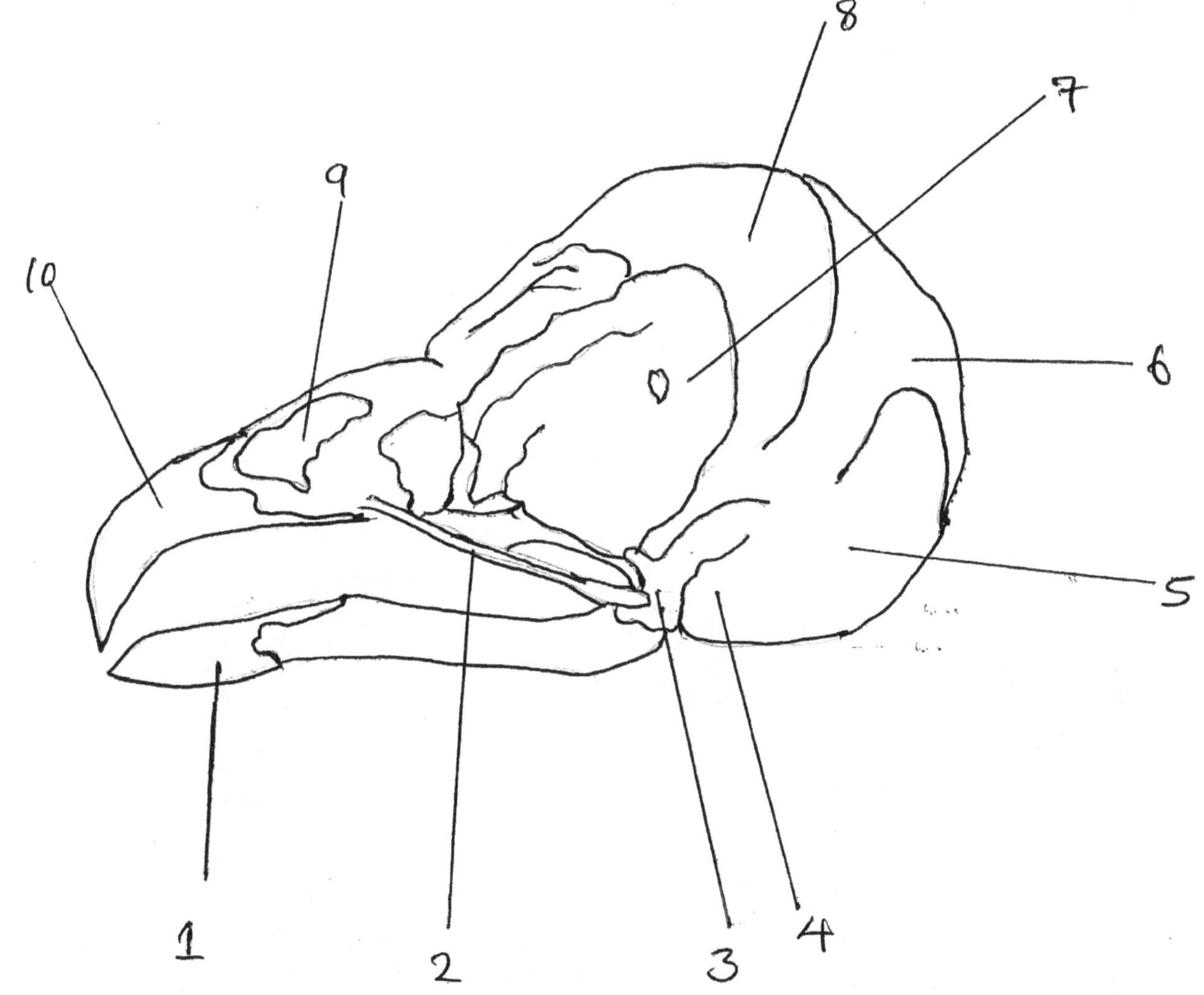

L'anatomie du crâne d'oiseau (chouette son)

1. Dentaire
2. Arc zygomatique
3. Quadrate
4. Zone de l'oreille moyenne
5. Zone occipitale

6. Zone pariétale
7. Septum interorbitaire
8. Zone frontale
9. Ouverture nasale
10. Maxillaire

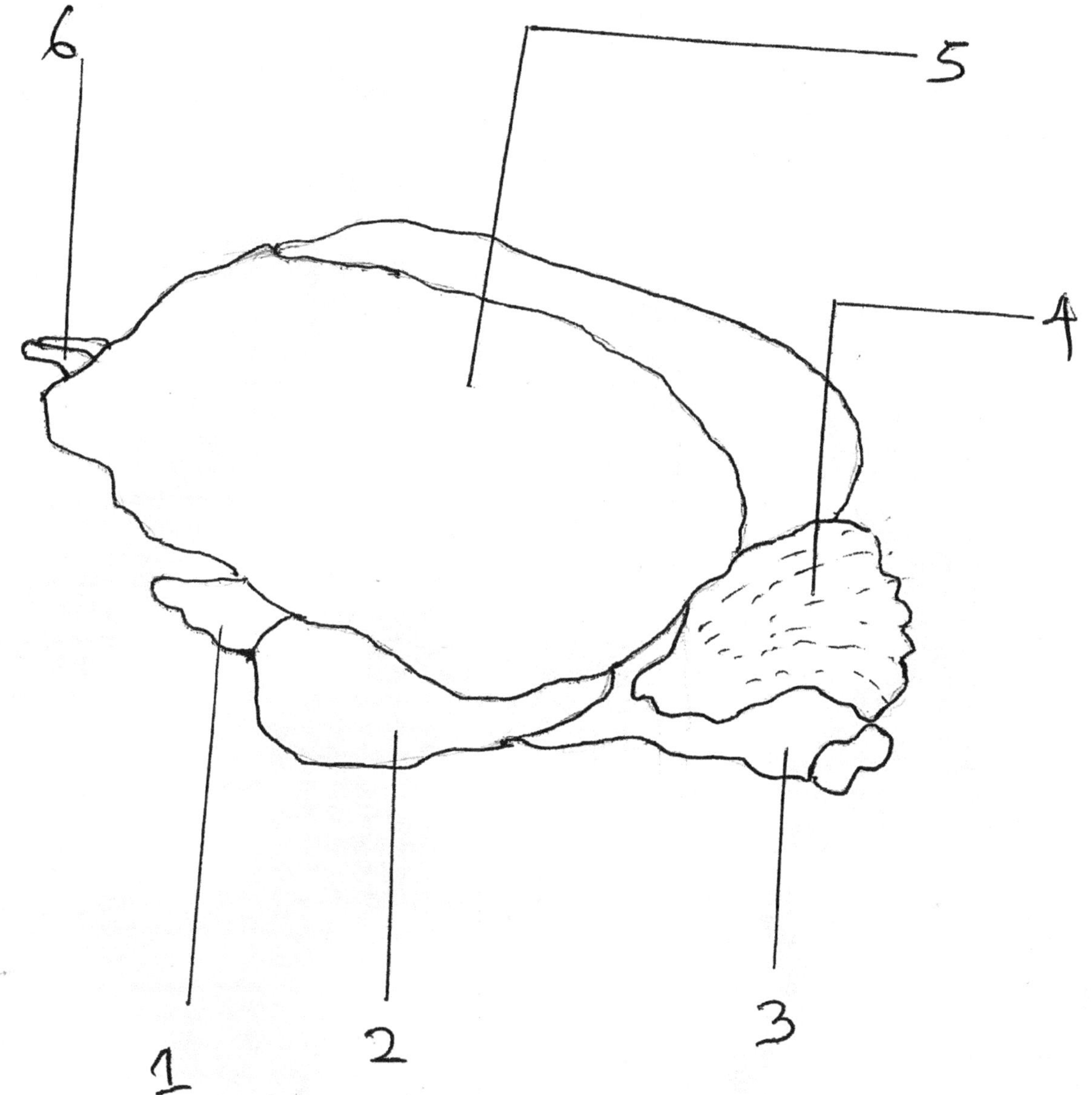

Vue latérale du cerveau d'un oiseau

1. nerf optique
2. Lobe optique (centre de contrôle de la vision) 3. Medulla
4. Cervelet (centre de contrôle auditif)
5. Hémisphère cérébral
6. Bulbe olfactif (centre de contrôle olfactif)

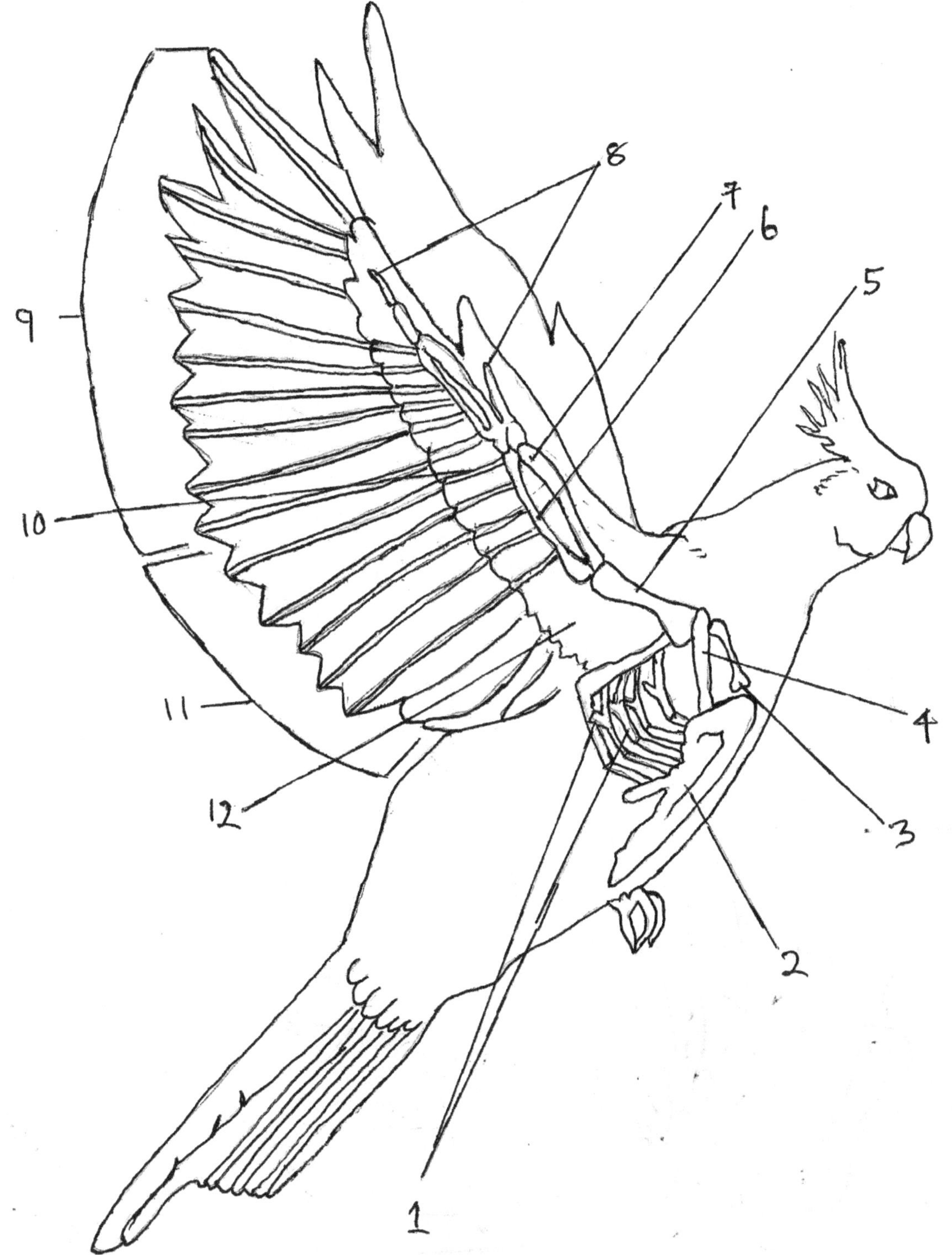

Oiseau en vol montrant la structure de l'aile de l'aile (patte avant)

1. Côtes
2. Quille (sternum)
3. Clavicule
4. Coracoïde
5. Humérus
6. Ulna

7. Rayon
8. Phalanges
9. Plumes primaires des ailes
10. Shalfs en plumes
11. Arbre d'aile secondaire
12. Plumes de contour

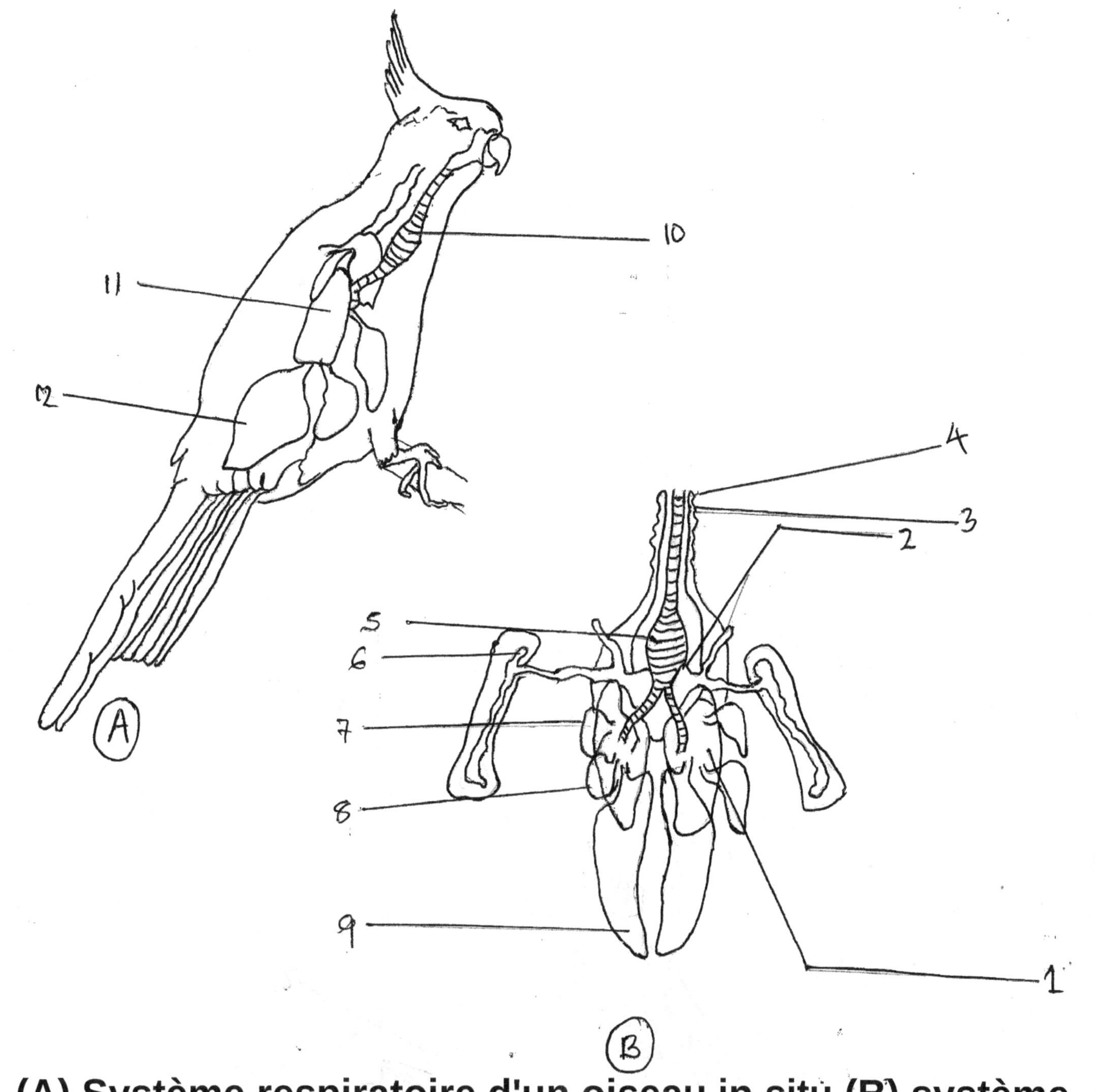

(A) Système respiratoire d'un oiseau in situ (B) système respiratoire d'un oiseau (retiré du corps)

1. Poumon
2. Poche d'air interclaviculaire
3. Sac à air cervical
4. Trachée
5. Syrinx
6. Poche d'air dans l'humérus
7. Anterior thoracic air sac
8. Posterior thoracic air sac
9. Abdominal air sac
10. Syrinx
11. Lung
12. Air sac

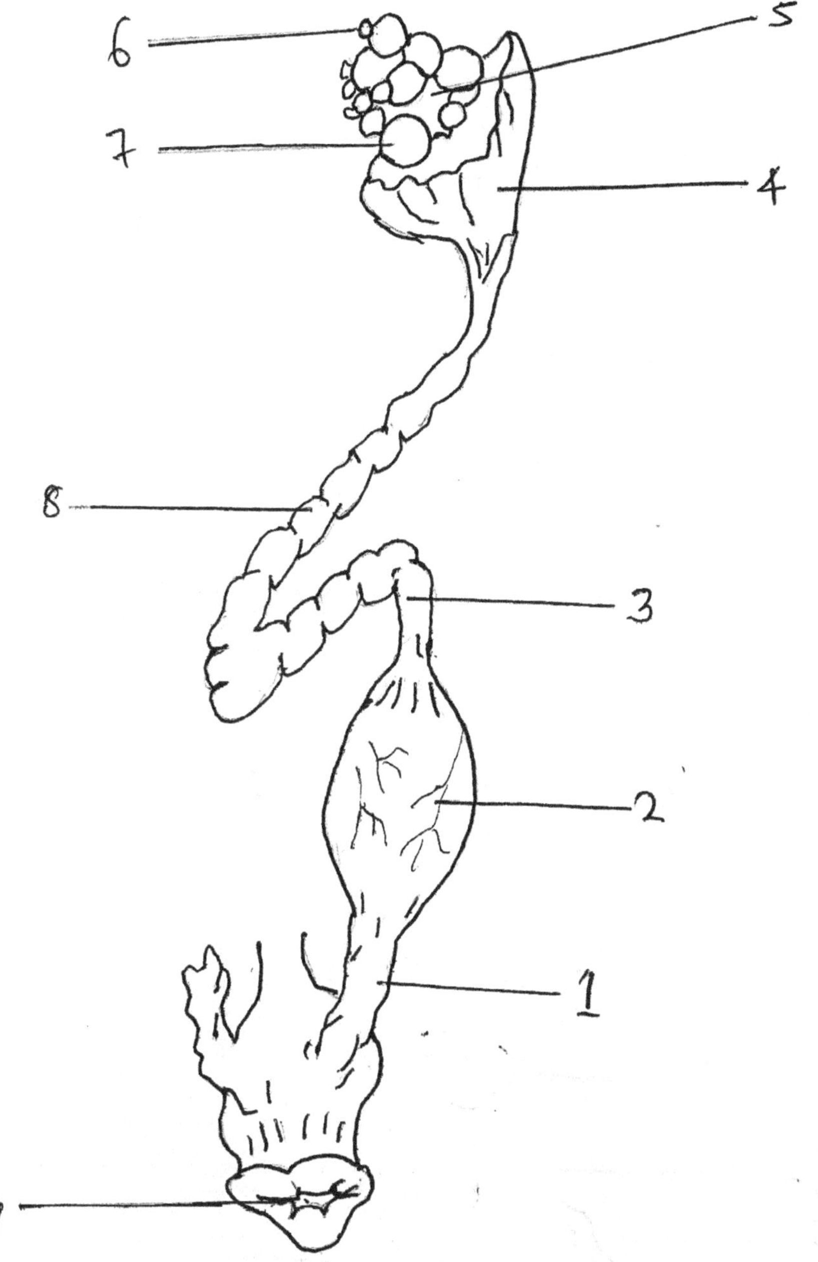

Appareil reproducteur de la poule

1. Vagin
2. Utérus
3. Isthme
4. Infundibulum ou oviducte en entonnoir
5. Follicule ovarien rompu
6. Ovule immature de l'ovaire
7. Ovule mature
8. Magnum
9. Ouverture de l'oviducte à cloca

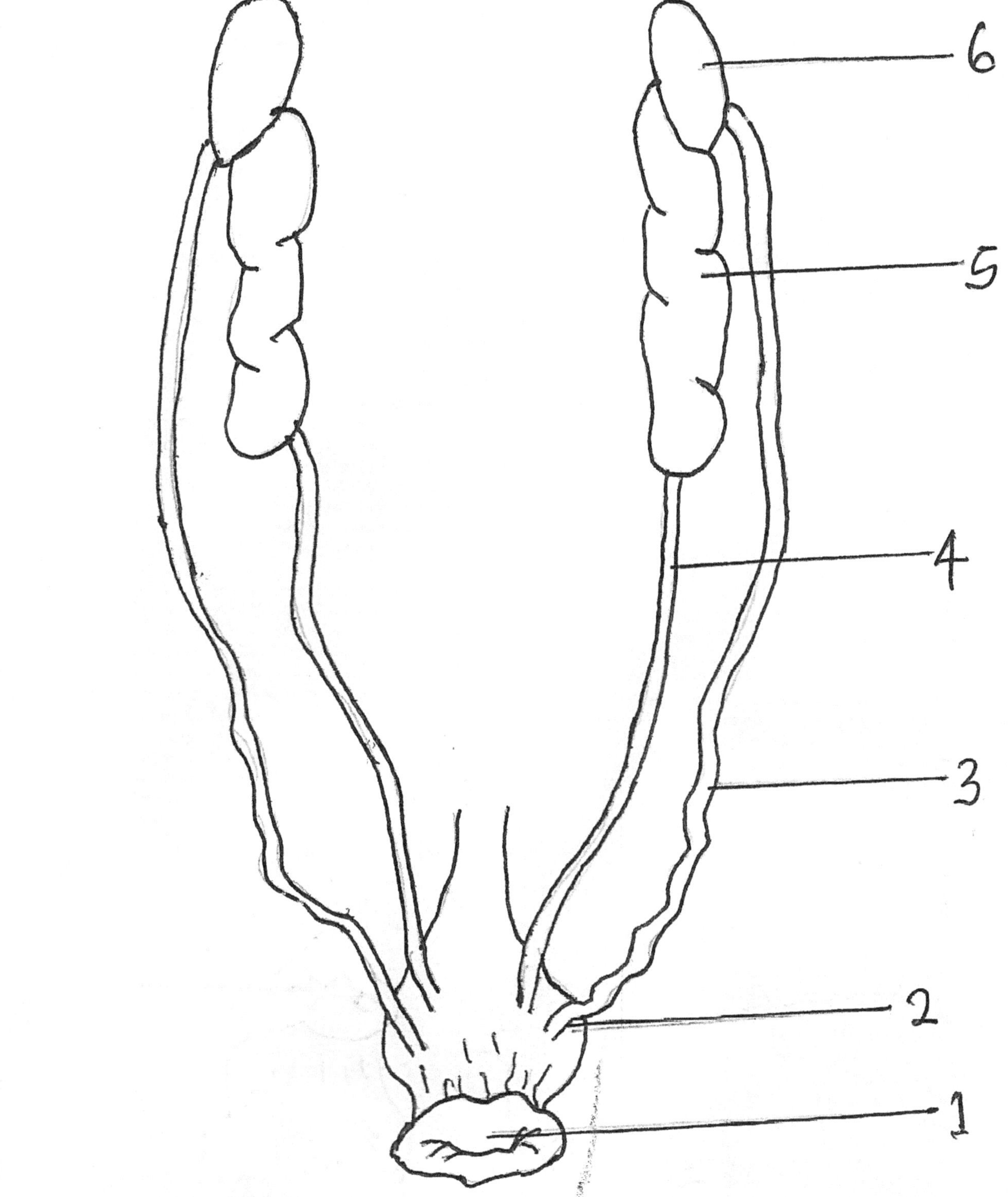

Système urogénital de l'oiseau mâle

1. Cloaca
2. Vésicule séminale
3. Dutus deferens

4. Uretère
5. Rein
6. Testis

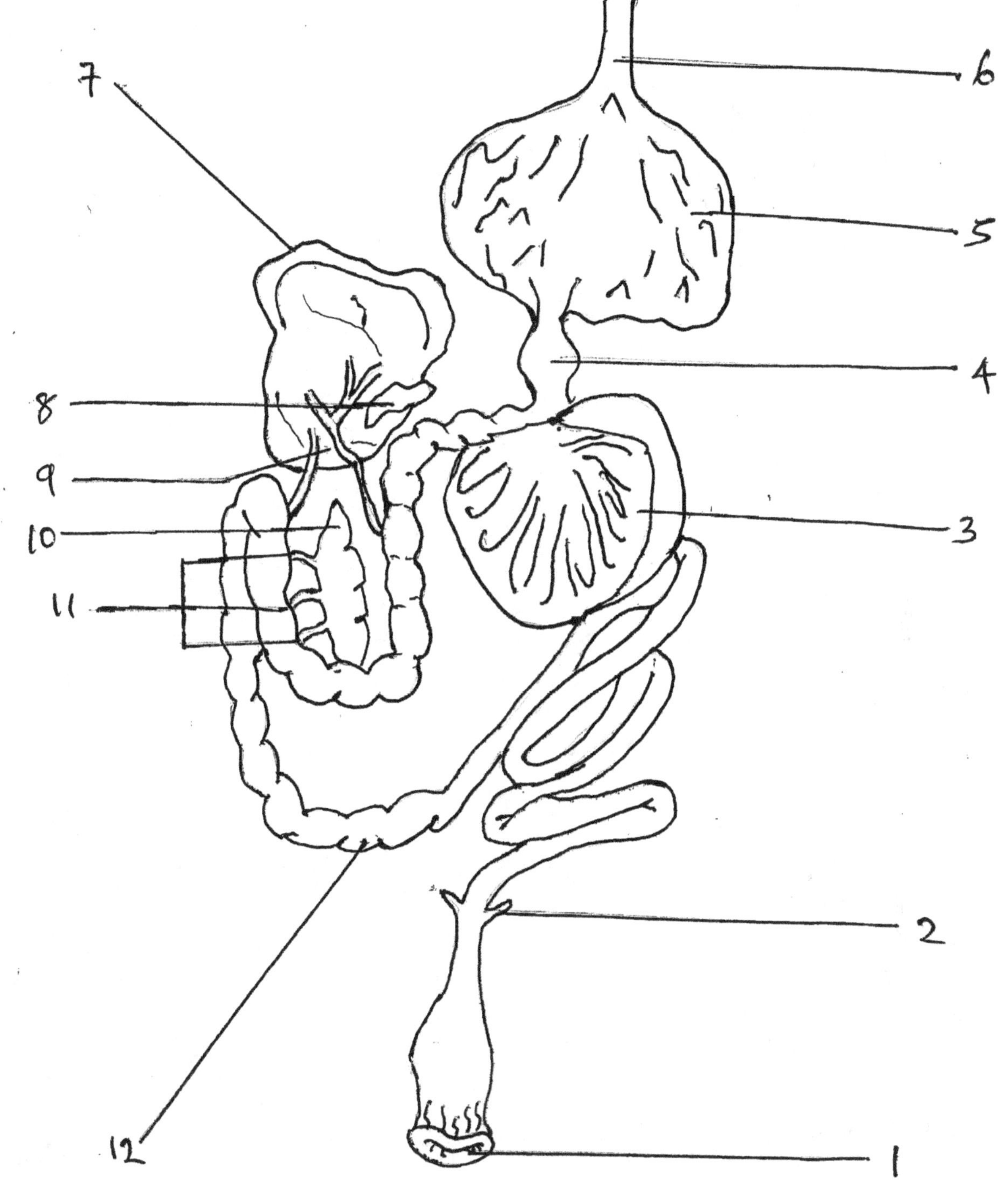

Système digestif d'un pigeon

1. Cloaca
2. Caecum
3. Gésier
4. Proventriculus
5. Recadrer
6. Oesophage
7. Foie
8. Rate
9. Voies biliaires
10. Pancréas
11. Canaux pancréatiques
12. Intestin

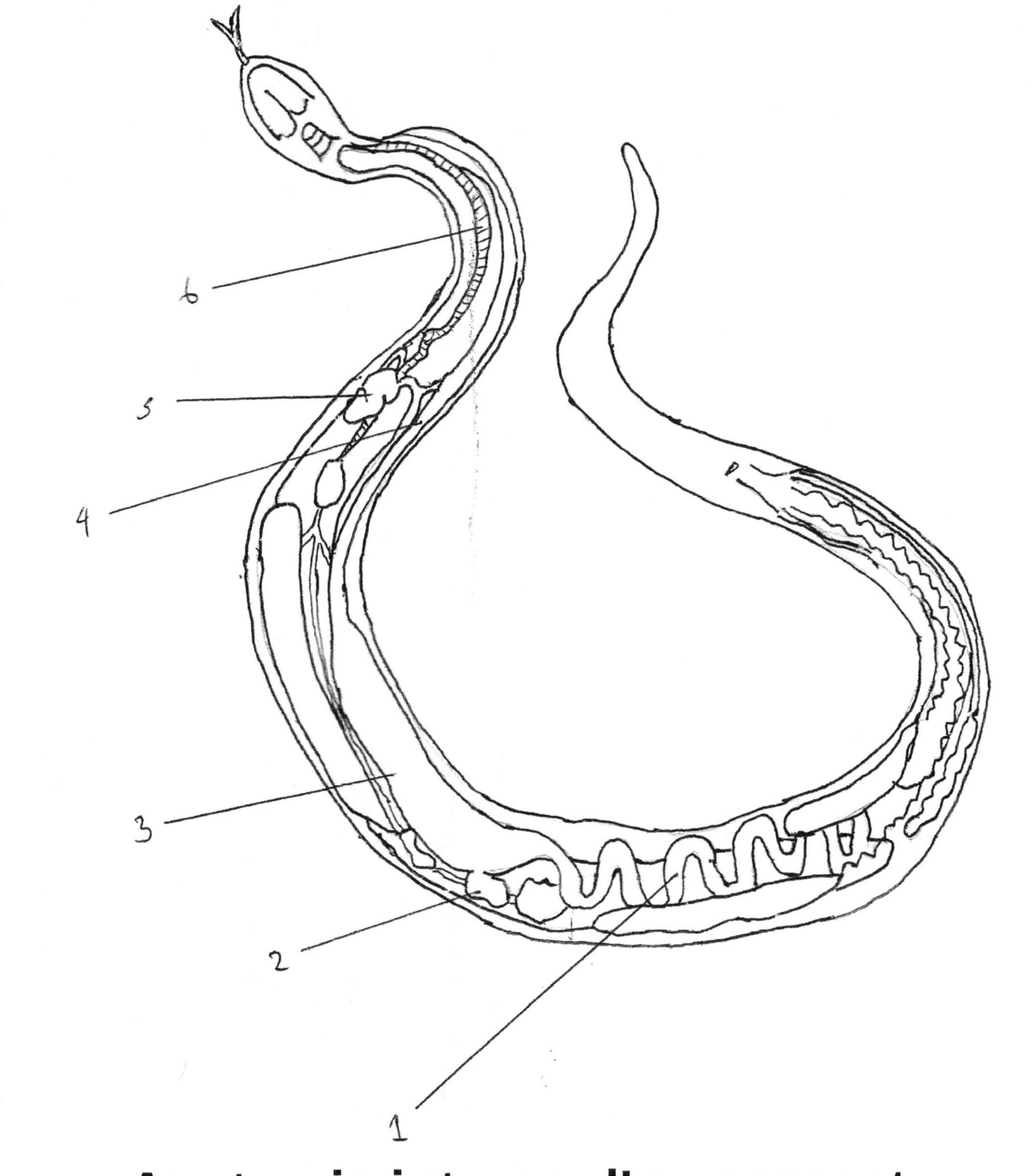

Anatomie interne d'un serpent

1. Intestin
2. Estomac rénal
3. Estomac

4. Oesophage
5. Cœur
6. Trachée

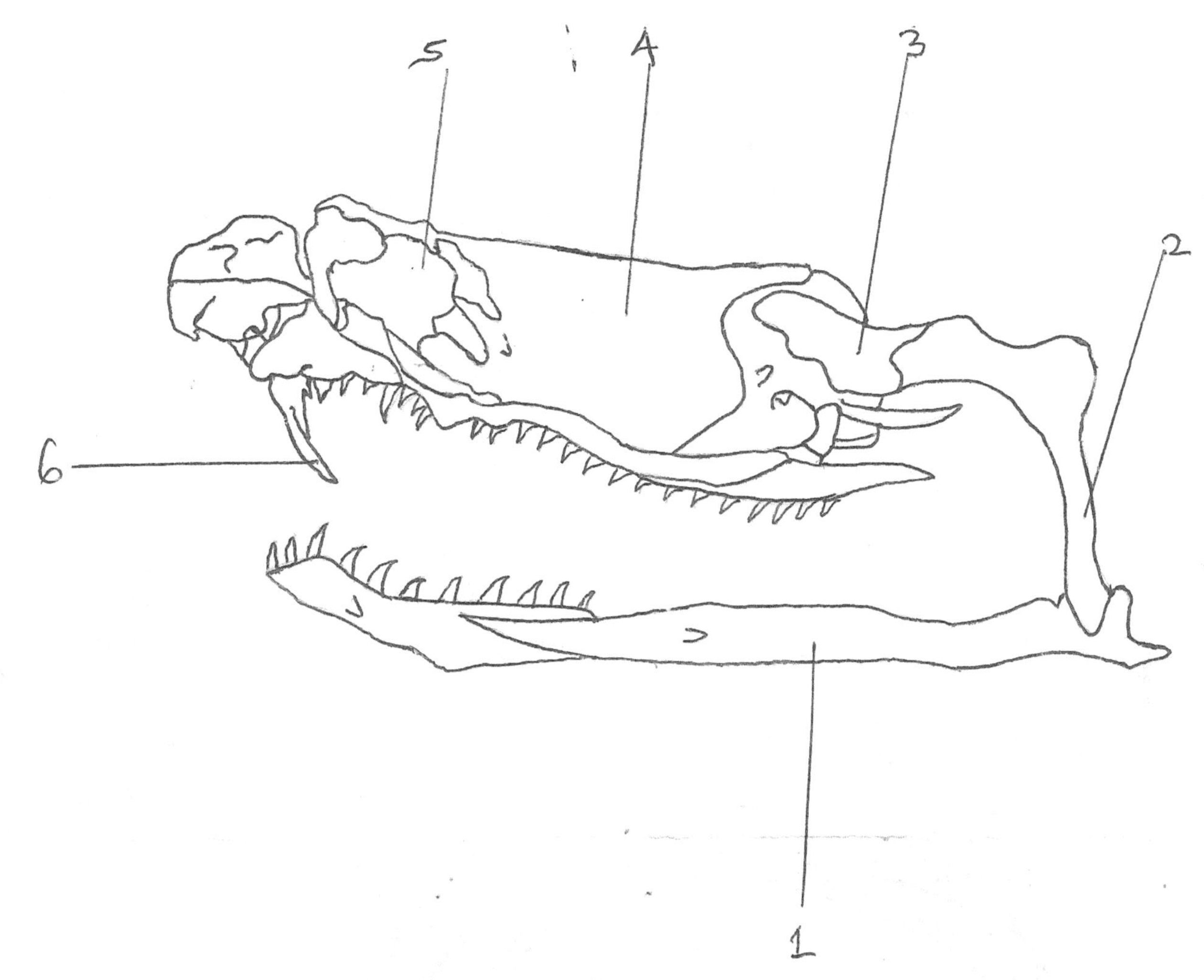

Les os d'un crâne de serpent

1. Mâchoire inférieure
2. Quadrate
3. Squamosal
4. Crâne
5. Orbite
6. Croc

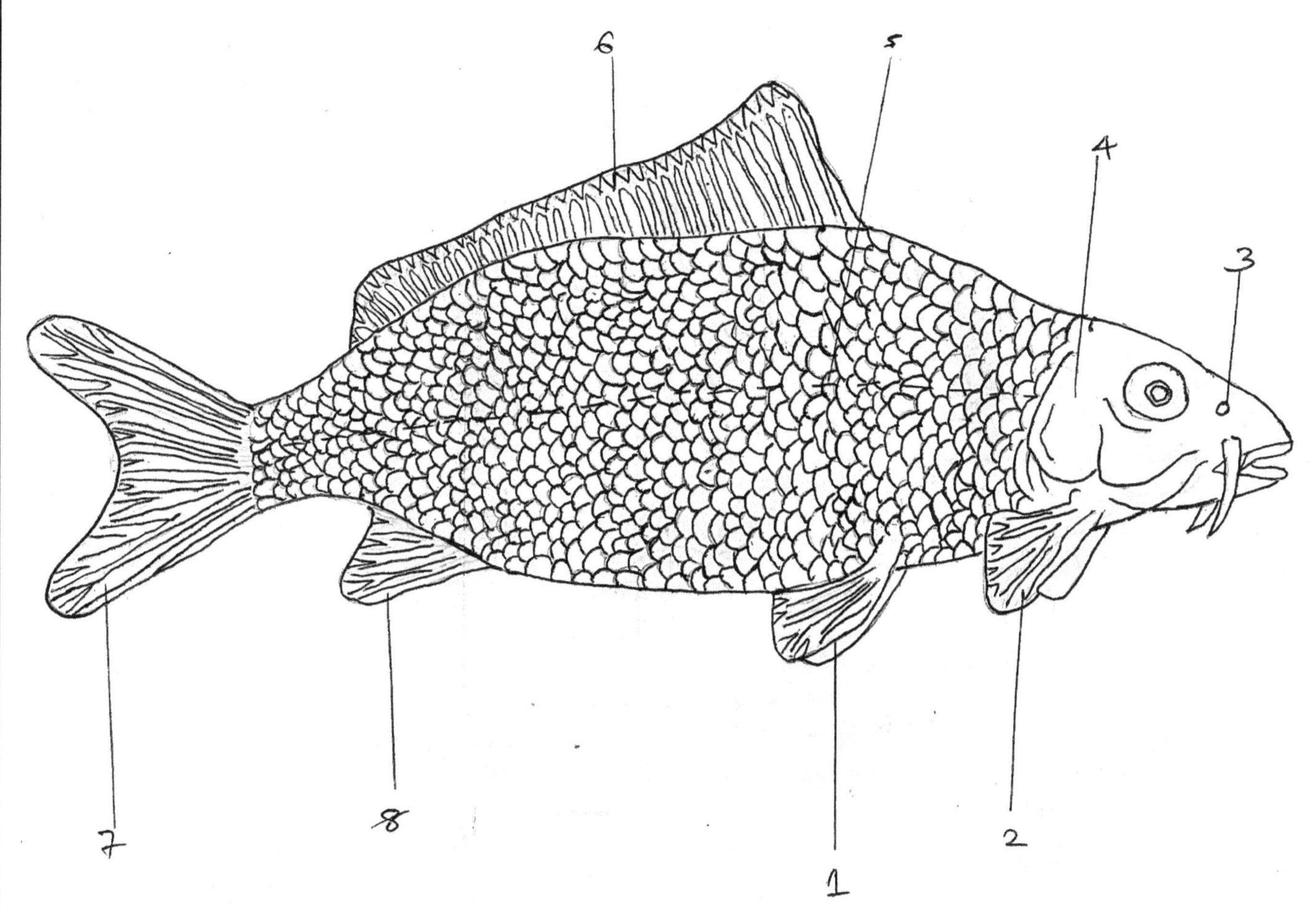

Anatomie externe d'un poisson osseux

1. Nageoire pelvienne (jumelée)
2. Nageoire pectorale (appariée)
3. Narine
4. Opercule

5. Ligne latérale
6. Nageoire dorsale
7. Nageoire caudale ou caudale
8. Nageoire anale

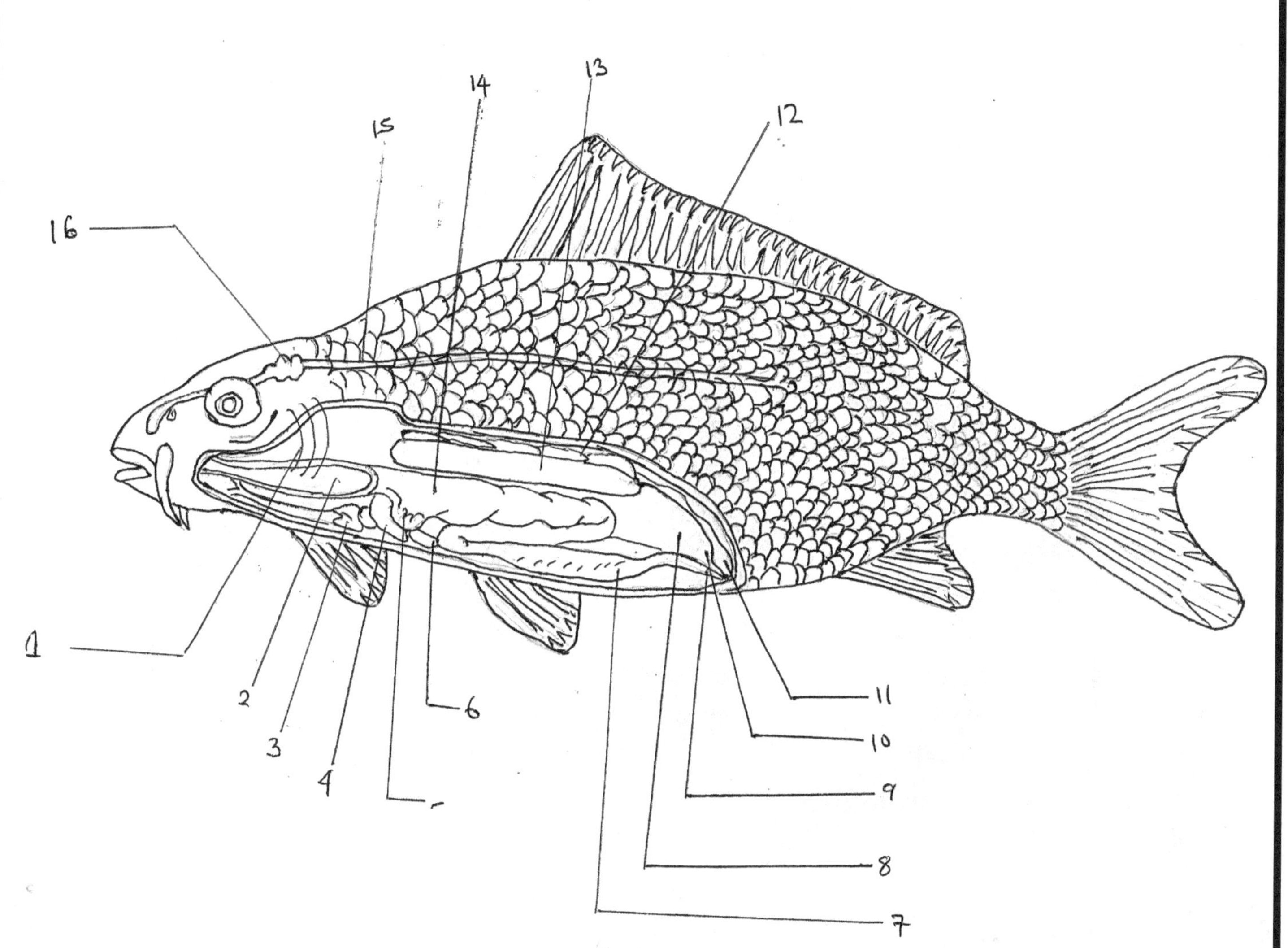

Anatomie interne d'un poisson osseux

1. Arc de Gill
2. Oesophage
3. Cœur
4. Foie
5. Pochettes pyloriques
6. Rate
7. Intestin
8. Ovaire

9. Ventilation (anus)
10. Ovaire
11. Vessie urinaire
12. Rein
13. Vessie de natation
14. Estomac
15. Moelle épinière (à l'intérieur des vertèbres
16. Cerveau